U0323626

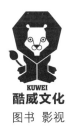

KUWEI
酷威文化
图书 影视

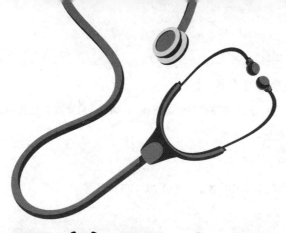

跟着医生做，
孩子更健康

Dr.老爸◎著

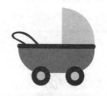

科学技术文献出版社
SCIENTIFIC AND TECHNICAL DOCUMENTATION PRESS
·北京·

图书在版编目（CIP）数据

跟着医生做，孩子更健康 / Dr. 老爸著 . -- 北京 : 科学技术文献出版社 , 2024. 9.

ISBN 978-7-5235-1469-6

Ⅰ . R179

中国国家版本馆 CIP 数据核字第 202439DA84 号

跟着医生做，孩子更健康

策划编辑：王黛君　责任编辑：宋嘉婧　责任校对：张　微　责任出版：张志平

出　版　者	科学技术文献出版社
地　　　址	北京市复兴路 15 号　邮编 100038
编　务　部	（010）58882938，58882087（传真）
发　行　部	（010）58882868，58882874
邮　购　部	（010）58882873
官　方　网　址	www.stdp.com.cn
发　行　者	科学技术文献出版社发行　全国各地新华书店经销
印　刷　者	天津旭丰源印刷有限公司
版　　　次	2024 年 9 月第 1 版　2024 年 9 月第 1 次印刷
开　　　本	880×1230　1/32
字　　　数	211 千
印　　　张	8.5
书　　　号	ISBN 978-7-5235-1469-6
定　　　价	42.80 元

前　言

我们应该如何养育孩子？父母对孩子的影响可以达到何种程度？先给大家讲个故事吧，一个真实的故事。

2020 年 11 月，国内一家著名医院——华中科技大学同济医学院附属同济医院，儿科，还是像往常一样，人山人海、忙忙碌碌。

一个 4 岁多的小女孩，我们暂且称呼她为小 H，在妈妈的陪同下前来就诊。

小 H 的症状很奇特：胸骨后痛、牙齿痛、腹痛、眼睛痛、关节痛、排尿困难且有疼痛感、尿道口瘙痒、便秘……几乎全身各处都有毛病！而且，症状已经持续了 20 多天。

医生先给小 H 做了各种身体检查，没有发现任何异常。接着，又做了各种实验室辅助检查，抽血化验、查大便、查小便、做 CT……一套"组合拳"下来，仍没有查出一丝一毫的异常情况。一群专家，看到这样的结果，全傻眼了。

入院第 6 天，医生再次询问小 H，孩子又一次详细地描述了自己的情况："胸骨后痛，嘴到肠子一条线都痛，关节也痛。"你看出问题了吗？再仔细分析小 H 说的话："胸骨后痛，嘴到肠子一条线都痛，关节也痛。"发现了吗？4 岁多的孩子，就能说出"胸骨后""嘴到肠子一条线""关节"等词，似乎有些超前了。而且，孩子描述自己的病情时"面部表情轻松"。4 岁多的孩子，每天疼痛，还能如此平静？难道是孩子在说谎？恐怕没那么简单。毕竟她是孩子！有多少孩子不怕医院、打针、抽血、白大褂呢！但为何她要说谎呢？

入院第 8 天，在征得家属同意后，医生在病房与小 H 进行了单独谈话。小 H 说："妈妈说我有病，治好了才能上学。""跟小伙伴一起玩时不痛。"小 H 应该没有说谎，她明确说出了什么时候不痛："跟小伙伴一起玩时。"但她同时也说了，是"妈妈说我有病"。

再回头看看孩子的妈妈。

（1）住院期间，小 H 母亲频繁通过手机浏览器查阅病情相关知识，搜索医学名词，并借以质疑医生的诊断或要求继续检查。

（2）多次向医生展示手机中所存大量"证明患儿病情"的照片。

（3）多次诉患儿髋关节痛，夜间哭叫，难以行走，但医护人员观察后发现，患儿走路姿态异常具有很强的表演性质。

难道是妈妈在说谎？

问题也远远没有这么简单！医生随即与小 H 的外公取得了联系，从通话中得知："她（小 H 妈妈）年轻时在外打工，挣了钱就去医院给自己看病，生下女儿后开始到处给女儿看病，钱都花在医院了，我们也劝不住。"

小 H 妈妈不仅经常给小 H 看病，也经常给自己看病！

医生经过审慎的分析后，基本排除了小 H 患躯体疾病的可能，并多次告知患儿母亲，应避免过度就医，建议其正常上学。

但是，就在小 H 出院的当晚，其母又一次带她就诊于该院门诊，强烈要求再次入院。此后的大半年时间里，小 H 于华中科技大学同济医学院附属同济医院住院 4 次，门诊就诊 117 次，甚至一天之内就诊两位医生，或连续几天反复就诊，其间大多选择主任医师或副主任医师，且存在较多重复检查。

显而易见，小 H 妈妈患有心理疾病，这种疾病，叫作孟乔森综合征，也称"住医院癖"，是指以"通过扮演患者来获取病态心理满足"为动机，针对自己伪造疾病。小 H 妈妈的情况还有所不同，她还兼有代理性孟乔森综合征，是指照顾者针对被照顾者，以伪造症状等方式引发本不必要的医疗诊治，借以满足自己"照顾患者"的病态心理需求，此时照顾者为代理性孟乔森综合征患者，被照顾者为受害者，多为儿童。

1951 年，学者亚瑟（Asher）最早报道了孟乔森综合征；1977 年，学者梅多（Meadow）首次报道了代理性孟乔森综合征。

小 H 这一病例，为大陆首次报道。当然，首次报道不代表既往就没有，在中国台湾，就曾有过 3 篇相关文献。

我们再从另一个角度来看看儿童的早期养育。

有人说儿童时期是人生中最重要的阶段，早期的良好养育能让孩子赢在起跑线上；也有人说这完全就是传播焦虑的毒鸡汤，究竟谁说得对？

2021 年，有一篇酷似鸡汤文的文章登上了国内儿科专业学术期刊——《中华儿科杂志》第 3 期。文章标题是《从生存到发展：推动儿童早期发展在中国妇幼健康领域的实践》。把拗口的学术语言翻译成大白话，这个题目的意思是：

你以为养孩子只是给他吃饱穿暖让他活着就行吗？

当然不是！养孩子不仅仅是让他生存，还要让他得到发展。

如何发展？或者说，怎样才能最大程度地开发孩子的潜能？

答案是：良好的早期养育！

这样解释，一下子就清楚了，该文不是妥妥地制造焦虑吗？不过，这可是国内儿科专业学术期刊上的文章，是国家自然科学基金项目，难道也是"毒鸡汤"？

当然不是！

良好的养育对儿童有何意义？该文明确指出了以下几点。

（1）儿童早期发展是指从受精卵到8岁这一期间儿童体格、运动、语言、认知及社会情绪等领域的发展，其中3岁以前更是最重要的阶段，因为这一阶段大脑发育最为快速，80%的大脑发育在这一阶段完成。

（2）研究显示，早期通过综合干预可以显著促进儿童综合发展水平，提高儿童在校表现水平，降低其成年后犯罪率，并提高其就业竞争力，还可以大大降低儿童成年后包括代谢综合征、抑郁等在内的多种慢性病发生率。

（3）基于这些研究证据，诺贝尔经济学奖获得者詹姆斯·赫克曼（James Heckman）教授对儿童早期发展干预投入进行了经济学评估后发现，这一阶段人力资本投入是全生命周期中投入产出比最高的，可以达到1:9至1:4的投资回报率。

那么，何为良好的养育？

养育照护的核心内容包括五大领域，即良好的健康、充足的营养、回应性照护、早期学习机会及安全保障。

以上五点，看起来挺简单，其实，详细展开，每一点都可写成皇皇巨著。仅凭我一个人的渺小力量，难以完成此重任。不过，将目前得到医学界广泛认可，而广大家长朋友们容易犯错的知识科普给大家，我认为，这同样很有意义。

例如：

（1）准妈妈在孕期应保证良好的营养，但是，有一类营养丰富的食物却一定不能多吃，因为其富含的某种维生素极易摄入过量，这会影响发育中的胚胎，并可能致畸！是哪一类食物？哪种维生素？

（2）新手妈妈都很重视小宝宝的健康，为了卫生，不少妈妈会在母乳喂养前清洗一下自己的乳头，这样做对不对？

（3）婴儿应该怎么睡，仰卧、侧卧，还是俯卧？

（4）很多孩子身边会出现一个假想伙伴，这正常吗？如何引导？

（5）孩子不愿意和别人分享，为什么？怎么办？

…………

这样的例子还有很多，就不一一列举了，书中自有解答。新手父母可以先大致通读一遍，然后作为备查资料，在孩子成长过程中遇到问题时再回头翻看。

养育孩子并非简单的事，要养出一个身心健康、聪明伶俐的宝宝，需要关注其各个方面，如健康问题、营养与喂养、生长发育、神经心理发育等。对于上述各个方面，现代医学虽不能做到尽善尽美、面面俱到，但是，近几十年来，儿科学的领域逐渐扩展，已经由单纯的治病救人发展成为包括儿童保健学、发展心理学、发育与行为儿科学等涵盖儿童身心健康多个领域的综合性学科。我们相信，在科学、专业的养育指导及父母的精心照料下，孩子能获得最佳发展，释放最大潜能。

目录
contents

第 1 章

预防儿童常见病，家是第一道防线

第 2 章

0～1个月：宝宝安然降临，做好新生儿护理

第3章

2～6个月：关注生长发育，预防常见病

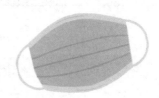

第4章

7 ～ 12 个月：科学添加辅食，帮助婴儿安全探索世界

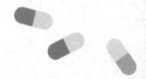

第 5 章

1 ～ 2 岁：培养学步、语言等能力，注重营养补充

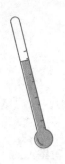

第 6 章

2 ~ 3 岁：激发神经心理发育，做好安全保健

第7章

3～6岁：关注幼儿健康与教育，为进入小学做准备

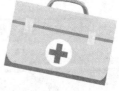

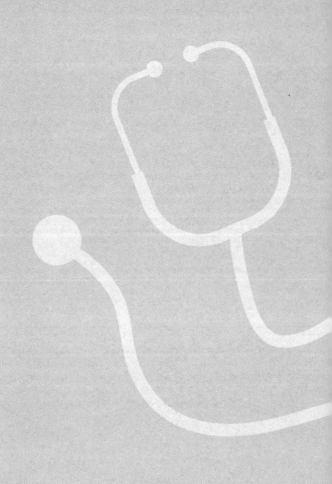

第 1 章

预防儿童常见病，家是第一道防线

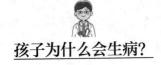

孩子为什么会生病?

翻开《儿科学》这本厚厚的书，其目录有好几页，上面密密麻麻列举出各种各样奇奇怪怪的疾病，看得人头皮发麻。其中大多数疾病的名称，大众根本没有听说过，如溶血尿毒综合征、朗格汉斯细胞组织细胞增生症、肝豆状核变性等；还有一些疾病，大家可能有所耳闻，但它们的发病率很低，如白血病，虽然是儿童期最常见的恶性肿瘤，其发病率也仅有十万分之几，还有川崎病，在东亚人群中算是比较常见了，其发病率约为万分之几。

儿科最常见的疾病其实是多种多样的病原微生物入侵人体所引起的各种疾病，如大肠埃希菌侵犯肠道导致胃肠炎，肺炎球菌入侵肺部引起肺炎，金黄色葡萄球菌在皮肤上繁殖造成皮肤感染，等等。

不过，在这些病原微生物入侵人体所引起的疾病中，毫无疑问，最常见的，是感冒。毕竟，人体的呼吸道与外界直接相通，是个前沿阵地，容易受到侵犯。所以，几乎每个孩子都逃不过感冒，而且，感冒还可能加重，引起肺炎、脑炎、心肌炎等。

因此，我们就从感冒这种最常见的疾病入手，聊一聊是什么导致了孩子生病。

在我们生活的世界中，有着各种各样的生物，如天上的小鸟、地上的蚂蚁，还有花花草草，不过，相对来说，它们都很大，至少可以用肉眼看见。而有的生物太小了，我们看不见或者看不清，这就是微生物。

微生物的种类很多，其中最主要的有两大类：细菌与病毒。

体形较大的生物，如人类，是由一个个细胞组合而成的，为多细胞生物；而细菌是单细胞生物，它仅由一个细胞所构成，所以非常小，肉眼看不见。1683年，荷兰人列文虎克用自己设计的显微镜首次发现了细菌这种微小生物的存在。现在我们已经知道，细菌的种类非常多，它们广泛分布在土壤、水，甚至我们的身体内部。其中，有一些对人体有好处，称为"益生菌"；也有一些能导致我们生病，称为"致病菌"或"机会致病菌"。

细菌已经够小了，但还有比细菌更小的生物，如病毒。细菌虽小，仍是一个完整的细胞，五脏俱全，细胞膜、细胞质、细胞核等基本结构都有；而病毒连基本的细胞结构都不具备，仅仅是蛋白质里面包了一点遗传物质——DNA或RNA。所以，病毒比细菌还要小得多，如果把一个细菌看作篮球大小的话，一个病毒大约仅有一颗玻璃珠那么大。

微生物会引起疾病。某些疾病，如伤口感染、细菌性痢疾、流行性脑膜炎等，是由细菌导致的；不过，病毒感染更常见，绝大多数感冒、麻疹、水痘、甲肝、乙肝，以及近两年来被我们关注的新型冠状病毒感染（以下简称"新冠"）、流感，还有导致儿童腹泻最常见的轮状病毒肠炎、诺如病毒肠炎等，都是病毒感染性疾病。

有办法抑制病毒吗？有一类药物叫作抗生素，大家应该都听说过，它的作用是杀灭或抑制细菌，而对病毒无效。所以，病毒感染性疾病，通常不需要使用抗生素，除非并发了细菌感染。

那么，有没有能杀灭或抑制病毒的药物呢？

也有。不过，一方面，抗病毒药物的效果与抗生素无法相提并论；另一方面，抗病毒药物的种类相对较少，只能对抗少部分病毒，还有很多种病毒没有药物可用。

儿童最常见的疾病是感冒，所谓感冒，也称急性上呼吸道感染，绝大多数都是病毒感染，是病毒入侵人体的上呼吸道，进而引起发热、咳嗽、鼻塞、流鼻涕等症状，此时，不少家长会急着给孩子吃药，很多人都认为"不吃药，病怎么能好？"但是，事实上，通常来说，我们吃"感冒药"仅仅能缓解发热、咳嗽、鼻塞、流鼻涕等症状，而不能消灭入侵的病毒，所以，是治标不治本。

要消灭病毒，让身体真正痊愈，依靠的是人体自身的免疫力，是免疫系统最终消灭了入侵者，让我们恢复健康。

孩子不生病，关键靠免疫力

就像一个国家有一支军队，用于保护自己免受外敌入侵一样，每个人的身体里面也都有一套免疫系统，用于保护我们的机体不受外敌入侵。不过，首先需要识别出谁是敌人；然后，才能调动军队，消灭敌人。所以，人体的免疫系统，主要职责就是这两项：发现敌人，消灭敌人。

有极少部分人，免疫系统自身存在缺陷，太弱了，打不过敌人，这称为"原发性免疫缺陷病"，其病因通常为遗传性。原发性免疫缺陷病的种类很多，迄今为止共发现了200多种，但是，请注意，虽然其种类繁多，但每一种都罕见，所以总发病率很低，约为1/10000。

真正常见的情况，我们称为"继发性免疫缺陷"。意思是说，机体的免疫系统本身是正常的，但由某些外在的因素导致其出现了暂时性的减弱。不过，当这些外在因素消除后，免疫系统通常还能恢复到原先生龙活虎的状态。

虽然这种减弱是一过性的，但后果也可能很严重。你想想，本来该严守岗位、好好工作的免疫系统，如果在外敌环伺的关键时刻打瞌睡，敌人进了村也没有发现，身体当然就会吃大亏。那么，为什么免疫系统会打瞌睡、玩忽职守呢？

原因大概有三：①营养不良，没力气打仗；②过度劳累，没精力工作；③懒懒散散，没心情干活。

如果想让自己的免疫系统兢兢业业、尽忠职守，请一定注意，要避免以上三点。所以，我们有必要将这三点稍作阐述。

1. 营养

要想让别人好好干活，就得先给人家吃饱！这一点天经地义。但是，吃饱仅仅是底线，是最低标准，不仅要吃饱，而且要吃好。

但是，什么是吃好？

人体需要各种各样的营养素，有些需求量大，为宏量营养素；有些需求量小，为微量营养素。无论是宏量营养素还是微量营养素，其中的每一种都有相应的作用，对身体都很重要。但是，孩子很可能摄入太多某些营养素，而另一些却摄入太少，这种情况，称为"营养不均衡"，或者说，没有吃好。

所谓吃好，就是摄入的各种营养素达到均衡，其中的每一种都既不太多，也不太少，恰到好处。具体该怎么做呢？说来话长，本书后面的章节是按照年龄顺序从小到大进行介绍的，各年龄段的喂养及营养要点皆分布其中，如有需要，也可翻开目录，按照年龄段进行查询。

2. 睡眠

很多人都有这个生活经验，连续几天睡不好觉或熬夜后，口唇或嘴角处会长出一簇水疱，中医认为，这是上火的表现，而现代医学证实，这是由单纯疱疹病毒感染所致。单纯疱疹病毒在环境中广泛存在，且传染性强，人体被感染后，很可能没有明显症状，但这种病毒可能会潜伏在神经节中，静静地等待时机。一旦我们的免疫力减弱，如睡眠不好或熬夜后，它就会被激活，导致口唇疱疹。

所以，好好睡觉，不要让身体过度劳累，免疫系统才不会打瞌睡。

各年龄段的孩子，睡眠时长分别应该是多少？不同孩子之间有着个体差异，不同的资料给出的数据也略有区别，此处我给出的数据来自2016 年 7 月美国睡眠医学会（AASM）发布的儿童人群睡眠量建议共识声明（见表 1）。

表 1　儿童青少年每日推荐睡眠时长

年龄	睡眠时长
4 ~ 12 月龄	12 ~ 16 小时
1 ~ 2 岁	11 ~ 14 小时
3 ~ 5 岁	10 ~ 13 小时
6 ~ 12 岁	9 ~ 12 小时
13 ~ 18 岁	8 ~ 10 小时

看看数据，再比较一下自己的孩子、周围亲戚朋友的孩子，我们很容易得出一个直观的结论：很多孩子的睡眠不足，甚至严重不足，特别是中小学生！我国于 2018 年发布的《中国义务教育质量监测报告》显示，在全国范围内，至少有 70% 的中小学生睡眠不足。美国儿科学会也曾针对美国儿童的睡眠问题发表声明，指出睡眠不足是美国最常见、最重要，但可以帮助儿童做出补救的健康风险。

3. 运动

一个人长期懒懒散散，就会越来越提不起精神；而一直坚持锻炼，合理运动，则能保持充沛的精力，儿童同样如此。但是，现代人越来越不爱动了，一有空，我们只愿意半躺在沙发上玩手机……

据统计，我国成年人的身体活动水平在过去 18 年间急剧减少了45%！孩子可不能和我们一样了，那该怎么办？告诉大家一个小诀窍，儿童期所培养出的运动习惯，往往会持续终身。

　　同样，不同年龄段的孩子该如何运动，本书各章节皆有提及，特别是第7章的"孩子该如何运动？"这一部分，值得好好看看，毕竟3～6岁是儿童早期运动的重要时段。

要不要输液？家长应该理性判断

请大家先思考这几个问题：我们为什么需要输液；输液有何作用，有何坏处；什么情况下该输，什么情况不该输。

接下来，我来详细讲解。

为什么要输液？

输液，是把什么东西输进血管里面呢？

无外乎两种：一是水分（包括溶于水的各种电解质），一是药物。

继续深入探讨。

1. 为什么要把水分输入身体？

因为身体缺水。为什么会缺乏？可能是丢失过多，如拉肚子、大量出汗等。为什么不能通过喝水来补充呢？或许是不能喝水，如处于昏迷状态，或孩子不配合，不喝。也可能是身体严重缺水，靠喝水补充来不及，输液补水快些。

如果目前身体不缺水，预计也不会很快出现水分的大量丢失，那还需要通过输液来补充水分吗？

不用！既然不缺，补它干吗？

这就涉及下一个问题：

2. 为什么要通过输液的方式让药物进入身体？

不是通过口服、打针的方式，而是通过输液来给药，说明该种方式有优势，有好处。

那么，好处是什么呢？

起效快！ 如果是口服给药，药物先到肚子里，再通过胃肠道吸收入血，然后发挥作用，中间环节太多，起效慢，药物利用度也低；如果是注射给药，药物被注射到肌肉或皮下，也要先吸收入血，才能发挥作用；而输液给药，药物直接入血，可通过血液循环在短时间内直抵病灶，起效非常快。

这就是输液给药最大的优势。

但是，也有坏处。

有风险！ 口服用药，毕竟隔着胃肠道的黏膜、血管的表皮，就算药里面有一些杂质，也不容易入血。

而输液呢？显而易见，是直接让药进入血液！生产工艺再好，也不可能一点点杂质都没有吧？护士操作再规范，也难以保证一个细菌都不进去吧？

要不要通过输液来给药呢？

要分情况看！如果病情非常危重，需要药物立即起效，一点儿不能耽搁，那就应该选择让药物快速起效的方法，如静脉输液，直接把药物注射进血管。比如说，心搏骤停，我们需要肾上腺素（一种可以刺激心脏跳动的药物）立即起效，那么，在口服、肌注与静脉给药之间，肯定选择静脉给药。

但多数情况下，没到那么紧急的情况。比如，孩子发热、咳嗽两天，一般情况还好，能吃能睡，医生诊断为普通肺炎。此时如果选择口服给药，可能 2 小时后起效；输液给药，10 分钟后起效。此时有必要紧紧抓住这 2 小时的时间吗？当然没必要！

如果有这样一个孩子，他出现了并发症：心力衰竭！奄奄一息，呼吸困难，心跳加速，需要立即使用强心药物，这时当然要选静脉给药！

同样是这个孩子，如果他病情稳定，没有出现心力衰竭等严重问题，只是反复呕吐，吃不下东西，两天没有吃饭、没有喝水，该不该输液？

也应该！前面已经说过了，输液的目的，除了给药以外，还可以补充水分。孩子两天不吃不喝，现在也吃不下，当然可以通过输液来补充水分。

因此，是否需要输液，要根据孩子的病情来判断。遗憾的是，目前儿科的大多数输液，都是不必要的。

曾经有一位妈妈咨询："孩子反复高热 3 天，到医院就诊，医生说是病毒引起的急性上呼吸道感染，要输液，是不是应该输液呢？"

这个孩子是否需要输液呢？我们先用前面提到的知识，判断一下。

1. 孩子需要补充水分吗？

问题当中没有描述，只说了反复高热，这种情况可能造成水分丢失，但是，如果丢失不多，可以通过多喝水补充。

2. 孩子需要立即用药吗？

从问题描述中，我们知道，孩子目前的症状是"反复高热"，诊断考虑"急性上呼吸道感染"，也就是我们通常说的"感冒"。首先，要给孩子退热，最佳方法是口服退热药，而不是输液。当然，如果孩子有其他异常情况，需要立即给药，而且，让药物越快起效越好，那就要输液。但是，问题对此没有详细描述，我们不知道。

所以，对于这位妈妈提出的问题，由于信息量不足，我不能给出确切的答案。

请大家一定记住，不是哪一种疾病需要或不需要输液，而是孩子目前的状况需要或不需要输液！输液只是一种给药方式，有利也有弊，利大于弊就用；否则就不用。

虽然，有时我们确实需要通过输液来进行治疗，但很多时候没这个必要。不该用时，何必冒险？

关于感冒，该更新认知了

请试着回答这个最简单的问题：孩子感冒了，最主要的治疗应该是什么？

我估计，正在阅读本书的各位读者，没有人能够回答正确，即使是非儿科专业的医护人员。

感冒是儿童最常见的疾病，也是儿科门诊就诊量最大的疾病。据统计，6岁以下儿童平均每年感冒6～8次；较年长儿童平均每年感冒2～4次。而令人意外的是，对于感冒这种既常见又"小儿科"的疾病，父母的认知往往是错误百出的。

我来揭晓答案：对于普通感冒，照料者教育是治疗的主要方面和方法。

换句话说，孩子感冒了，首先需要治疗的，是家长！而治疗家长的方法，是教育！

这可不是我随口胡说，有权威依据：美国儿科学会（AAP）、英国国家卫生与保健评价研究院（NICE）和英国胸科学会（BTS）均作此推荐。

为什么要教育家长？需要教育家长些什么？

我们先来看下面这个真实的故事，也是我亲身经历的故事：一个孩子反复发热，家长很着急，自行给他喂了退烧药，结果……

小 A 的故事

故事的主人公名叫小 A，他 5 岁了，上幼儿园大班，平日身体健康。不过，这一次，幼儿园里不少孩子都出现了发热、咳嗽、流鼻涕等上呼吸道感染的症状，小 A 也被传染上了。

这是多年以前的事了，但是，直到现在，我仍记忆犹新。

那时并没有常规开展病毒检测，我们也不知道到底是哪一种病毒引起的上呼吸道感染，不过，这个问题并不重要，大多数孩子被病毒感染后，体内的免疫系统会迅速被动员起来消灭入侵的病毒，往往几天后就能自然痊愈。因此，病毒导致的急性上呼吸道感染是一种自限性疾病，虽然也可能导致重症甚至死亡，但绝大多数孩子预后良好。

当然，在免疫系统与病毒的激战中，我们的身体作为战场，肯定会经历一些痛苦，如发热、全身酸痛等。这场战争往往需要数日才能最终决出胜负，胜利者通常是我们，毕竟，免疫系统经过了漫长的进化，久经考验，并不是吃素的。

但小 A 的父母不这样认为。在他们眼里，孩子发热是很严重的事，必须退热，否则后果不堪设想！

我们爱用一种叫作"对乙酰氨基酚栓"的退热药物，它的优点是安全可靠。顺便给大家科普一下，儿童退热，最安全的退热药物有两种，分别是对乙酰氨基酚与布洛芬，它们都是口服用药，3 个月以下的儿童不建议使用对乙酰氨基酚，6 个月以下的儿童不建议使用布洛芬。

但是，使用了几次对乙酰氨基酚栓后，小 A 仍反复发热。其实这是正常现象，退热药的作用仅仅是退热，不治本。根源是病毒，病毒没有被消灭，战争还在继续，当然会反复发热。可小 A 的父母却不相信这一套说辞，他们四处打听所谓民间偏方及过来人的经验，不顾医护人员劝阻，自行给孩子使用各种药物等，几天后，小 A 终于退热了，而且，其他症状也逐渐好转，几乎快要痊愈。

我们可以设想一下，有没有这样一种可能，即使什么也不用，小 A 同样会痊愈，这仅仅是时间问题。

就在小 A 父母庆幸孩子终于好转时，变故骤然来临！退热后的第三天，小 A 突然出现剧烈呕吐，呈喷射状，并很快陷入嗜睡状态，整个人昏昏沉沉，用力拍打、刺激，他还是能够睁开眼，但很快又睡了过去。这可把小 A 的父母急坏了，连忙送到医院，急诊收入我科。

我们首先考虑颅内病变——病毒性脑炎。病毒感染会引起各种并发症，如支气管炎、肺炎、中耳炎等，脑炎也是常见的一种。至于哪些孩子会出现并发症，哪些不会，医生并不能准确判断，只能说，身体较弱、年龄较小、免疫状况欠佳的孩子，更容易出现。

小 A 不属于上述三种类型，但他的症状让我们高度怀疑为病毒性脑炎，这可就麻烦了。

然而，我们没有意料到的是，问题比这还要严重得多！入院后，护士在给小 A 抽血时，发现他的针眼处不容易止血，需要按压好一会儿才能止住。既然发现了这一问题，那就再抽点血，检查一下，看看孩子的凝血功能如何。结果很快出来了，小 A 确实存在一定的凝血功能异常，但并不严重。

这能说明什么呢？好像也说明不了什么吧。不过，我还是将结果告诉了主任。主任听后，问："摸了孩子的肝脏没，大不大？"我回答："入院查体就摸了的，没摸到。"正常人的肝脏一般是摸不到的，因为被肋骨挡住了。只有当肝脏长大或下垂时，我们才能摸到肝脏的下缘，另外，2 岁以内的小孩子也可能被摸到。但小 A 已经 5 岁了，腹部查体时摸不到肝脏，很正常。主任却并不肯轻易放过，他说："走，我们再去摸摸看！"

主任也摸了摸，还是没摸到，但他说，孩子腹部似乎不太软，去做个腹部 B 超看看。我想，主任也太小题大做了吧，腹部不太软就要做 B 超，我的肚子还饿得咕咕叫呢！

不过，B 超结果回来后，吓了我一跳。小 A 的肝脏显著增大，大得几乎扩展到整个腹部。怪不得我们没有摸到肝脏的边缘，因为边缘都进入盆腔了！

补充说明一下，因为不少凝血因子是在肝脏合成的，小 A 凝血功能异常，主任考虑到可能是肝脏出了问题，所以要求摸摸肝脏，摸不出什么还要用 B 超看。但凝血功能异常的原因很多，能想到这一点，需要具备老到的经验才行。

言归正传，又是颅内病变，又是肝脏病变，小 A 怎么会如此倒霉，同时患两种病，这个可能性应该比较小吧？

是的。其实，可以用一种疾病来解释，主任就是因为想到了它，才会格外关注小 A 的肝脏，这种疾病叫作脑病合并内脏脂肪变性综合征，也称瑞氏综合征。

这是一种罕见病，表现为同时出现脑病及肝脏病变；这也是一种异常凶险的疾病，起病后进展迅速，死亡率高，如果能熬过这一时期，一般来说，3～5 天后，病情会趋于好转。

关键是，小 A 为什么会患上这种罕见的严重疾病？瑞氏综合征的病因目前并不能完全明确，但我们知道：在某些病毒感染后使用水杨酸类药物，可能导致发病。

再回头看看小 A 的用药，医院开具的是对乙酰氨基酚，这是相对安全的退热药，但小 A 父母嫌效果不好，听信别人的所谓"经验"，又给他反复使用阿司匹林、安乃近、各种中草药等，结果……

入院后的第三天，小 A 死亡。

这是一个沉痛的故事，其结局本不该如此。

孩子生病后，家长往往过度紧张，急于用药去"治愈"疾病，而他们看待是否"治愈"的标准往往是，孩子还有没有症状。

事实上，儿童感冒，通常情况下并不是由药物所治愈的，它的痊愈依赖人体自身的免疫系统，或者说，人体强大的免疫力可以消灭入侵的病毒，让身体痊愈。感冒时的用药，除某些特殊情况（如对流感患者使用奥司他韦）外，其作用并不是直达根本、消灭入侵人体的病毒，而是缓解感冒的各种症状，让人感觉舒适一些。更直白一点来解释，感冒药的作用是：虽然前方战况激烈，但只要不把战报传递给我，我就能假装什么也不知道，继续歌舞升平。所以，没有症状，并不代表疾病已经痊愈。

孩子感冒了，作为三甲医院儿科医生的父亲是这样做的

这是一份来自我家孩子某次感冒的病程及我的应对全实录。

2020 年国庆节，我家小熊弟弟在放假的第一天就感冒了，直到假期结束才基本痊愈。我把病程的几乎所有细节都记录了下来，呈现给大家。

患儿：小熊

性别：男

年龄：4 岁零 1 个月

学历：幼儿园中班

爱好：玩

时间：2020 年 10 月 1 日

天气：阴

患儿症状：打喷嚏、流鼻涕

我的医嘱：出门玩吧

小丫姐姐和她的朋友们早就约好了，下午一起去玩飞跃丛林。小

熊太小，还不能玩，但也很兴奋，中午就流着鼻涕催促全家快些吃饭："快点，我们要去飞跃丛林啦！"

小丫姐姐很勇敢，在天上荡来荡去；小熊太小，还不能玩，就在地上跑来跑去，给姐姐加油打气。合格的吃瓜群众一名，鉴定完毕。

晚上回家，除了流鼻涕外，小熊精神状况欠佳，有点恹恹的，或许是给姐姐当啦啦队员，喊累了；也可能是生病的原因。小熊妈妈早就懂我的套路了，也没问吃不吃药的事儿，早早洗漱睡觉了。

时间：10 月 2 日

天气：阴，中午晴了一会儿

患儿症状：继续打喷嚏、流鼻涕

我的医嘱：继续出门玩

上午小丫姐姐要做作业，小熊在家看绘本，搭积木。

下午去公园，小熊照样精神十足，一路跑来跑去，玩了攀爬，还喂了野鸭子，一边自己吃，一边喂。

回家的路上，小熊在儿童座椅上睡着了，我停车后等了他老半天才醒。到家后，精神状况不好，不想吃饭，只喝了一杯牛奶。刚喝下去一会儿，就懒洋洋地靠在外公膝盖上，然后，吐了外公一身。

我的医嘱：暂不处置，继续观察，早早睡觉。

休息好，病才好得快。

夜间，鼻子阻塞，咳嗽，听咳嗽声感觉有痰。

时间：10 月 3 日

天气：阴，有小雨

患儿症状：继续流鼻涕，伴咳嗽，有点频繁

我的医嘱：无药可用，继续扛着吧

外婆有点担心了，还不给孩子吃药啊？会不会更严重了？

此时，如果要吃药，该吃些什么药呢？

选择———儿童感冒药

前面我已经讲过了，感冒药的作用主要是缓解感冒症状，而不是直接消灭入侵的病毒。

而且，对于孩子来说，不少感冒药或多或少都有一些毒副作用。左右权衡，计算利弊得失，我认为，没必要用。

选择二——止咳药

咳嗽厉害，需要止咳吗？

咳嗽是人体的一种保护性反射，通过咳嗽，我们可以把呼吸道里面的坏东西排出来，如痰液。医学上有一句谚语，"咳嗽是肺的看门狗！"我要说，这可是一条好狗，通常情况下，没必要赶走它。

当然，如果咳嗽太频繁，孩子很不舒适，或影响睡眠，也可以采取措施来缓解一下，让孩子舒服一些。那么，缓解咳嗽最好的方法是什么呢？

是口服蜂蜜。

2017 年 11 月，美国胸科医师学会（ACCP）建议：蜂蜜是普通感冒相关咳嗽治疗的唯一推荐药物。而且，世界卫生组织（WHO）也建议：可用蜂蜜治疗上呼吸道感染儿童的夜间咳嗽，改善其睡眠质量差状况。美国儿科学会同样有相似的建议：急性上呼吸道感染可以用蜂蜜止咳。

但是，一定要注意的是，1 岁以下的婴儿，不能吃蜂蜜。因为 1 岁以下的婴儿服用蜂蜜可能会导致肉毒杆菌中毒。

使用方法是直接口服，睡前服用 1～2 勺。

选择三——抗生素

抗生素的作用是消灭细菌，而感冒通常是由病毒引起的。除非出现合并细菌感染等情况时，才可能需要使用抗生素。

患儿是否伴有细菌感染，是否需要使用抗生素？这个问题有些专业，如有怀疑请及时就医，由医生判断。

我的判断是，小熊目前没有明显的细菌感染的征象，暂不使用抗生素。

选择四——中成药

千万不要认为中药是安全的，其实，很多中药的毒副作用并不明确，所以，我建议儿童尽量不要用中药。

最终结论：无药可用，继续扛着吧。

时间：10 月 4 日，10 月 5 日

天气：阴，偶有小雨

患儿症状：流鼻涕减轻了，夜间鼻阻，仍有咳嗽，有痰，夜间频繁

我的医嘱：继续观察

时间：10 月 6 日

天气：阴

患儿症状：鼻阻减轻，仍咳嗽，有痰，夜间频繁，活动后咳嗽明显

我的医嘱：继续观察

今天小丫姐姐在家写作业，小熊白天没出门，在家看绘本、搭积木，晚上才下楼玩，和小伙伴们疯跑了一阵，活动量比较大，一会儿就开始

剧烈咳嗽，咳个不停。

这种情况比较常见，很多孩子感冒后，咳嗽这一症状的持续时间最久，而且活动后往往更易咳嗽。别急，呼吸道排出痰液、自我修复还需要一定的时间。

时间：10 月 7 日

天气：阴转晴

患儿症状：夜间稍咳嗽

我的医嘱：患儿基本痊愈，继续观察

最后，小结一下：感冒一般是由病毒感染所致，绝大多数是自限性的，也就是说，孩子自己会好，不过，这需要一个过程。

在此过程中，若有任何疑问或不放心之处，请及时就诊，因为：

（1）很多疾病的早期表现和感冒差不多，难以鉴别。

（2）感冒也可能加重，引起并发症。

及时就诊是因为医生更有经验，更容易在早期发现问题。带孩子看医生，是因为医生是专业的，医生的判断更可靠，而不是一定要给孩子用药。

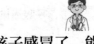

孩子感冒了，能硬扛吗？

怕前面的内容误导大家，再深入探讨这个问题：孩子感冒了，能硬扛吗？

先给大家讲个故事吧。

有一个小女孩，名叫小 L，2 岁了，她的父母都是某医院的医生，平日就住在医院家属院里。

一天，小 L 生病了，她的父母带她到本院儿科 Z 医生处就诊。小 L 的症状是发热 1 天，体温不高，38 ℃左右，有点流鼻涕，偶尔咳嗽，干咳无痰。Z 医生认真检查了小 L 的身体，发现她精神状况很好，咽部稍充血，扁桃体没有红肿，心肺听诊也是正常的。总之，没有发现任何明显异常之处。查了血常规，结果基本正常。看起来，小 L 就是患了普通感冒。这无须什么特殊的治疗。

第二天，小 L 仍然活蹦乱跳，精神状况很好，也时有发热，但温度不高，而且一会儿就退下去了，还是偶尔咳嗽。

第三天，小 L 在家属区楼下玩，Z 医生恰好路过，和她父母聊了几句，无意间发现小 L 呼吸好像有些急促，询问她父母，父母表示与平时差不多。Z 医生很仔细，坚持让小 L 去拍个胸片看看。结果出来后，所有人都大吃一惊，小 L 的肺几乎成了"白肺"！

"白肺"这个词，大家可能听说过。正常人的肺，里面充满了气体，在 X 线下是黑色的，一旦肺部出现大面积的病变，在 X 线下就可能呈现白色，俗称白肺，这提示肺部病变非常严重。

Z 医生立即联系救护车将小 L 转送至当地一家三甲医院，接诊的是 D 医生。D 医生看了小 L，再看了片子，第一反应是，你们搞错了，怎么可能！或许是 X 线机的故障吧，复查一下。

结果很快出来，仍然如此！D 医生简直不敢相信自己的眼睛，立即将小 L 转入重症监护室（ICU）。

第四天，小 L 的病情急转直下。

第五天，抢救无效死亡。

在这个故事中，Z 医生对于小 L 感冒的处理方式，基本就是让她硬扛，扛到第三天时，才发现不对劲，连忙送入 ICU，却已无力回天。

Z 医生的处置过程有问题吗？小 L 是否本可得救？

现代医学非常强大，当我们生病时，它是我们的最佳选择，没有之一。但是，现代医学绝非万能。小 L 在发病初期仅仅表现为普通的感冒症状，这通常是由病毒所致，前面我已经反复讲过，除少数特殊情况（如流感病毒可用奥司他韦等药物）外，对待病毒所致上呼吸道感染，注意休息，加强营养，等待自愈，是我们在现有条件下最恰当的选项。虽然导致人类感冒的病毒有很多种，但其毒力一般都很弱，能够被我们身体的免疫系统所消灭。因此，感冒通常能够自愈。但是，也有可能病情加重，出现重症甚至死亡，这可能与病毒的毒力、机体的免疫状况等因素有关。

在感冒的早期，我们难以预测这是一次普通的边境纠纷事件，还是会爆发机体与病毒之间大规模的高烈度战争，但我们知道，绝大多数时候，它仅仅是国界线上的小摩擦，无须过度紧张。

当然，我们应保持警惕，观察孩子的状况，一旦发现这场小打小闹已经升级成大规模冲突，或发展为全面战争时，就需要采取措施了。在这场战争白热化之前，我们对此既难以预测，也几乎无计可施。

因此，Z 医生的处置没有错。

在病情发生变化前，我们没有切实有效的措施以预防重症的发生，只能观察，万一有变，及时给予医学干预，此时的干预措施，往往也不是直接消灭病毒，而是维持机体的正常运转，以空间换时间，给免疫系统创造条件，让它能够最终消灭入侵的病毒。

普通感冒的常见类型 1: 呼吸道合胞病毒（RSV）

普通感冒的病原体以病毒为主，特别是鼻病毒。鼻病毒是一种虽然常见、毒力却很弱的病毒，它的家族很庞大，有 100 多个血清型，大约 50% 的感冒由它们引起。除了鼻病毒以外，其他一些病原体也能导致呼吸道感染，如呼吸道合胞病毒（RSV），是一种几乎所有儿童都会被感染的病原体。

呼吸道合胞病毒是什么？

呼吸道合胞病毒这个名字，大家或许没有听说过，但是，几乎所有儿童在 2 岁之前都感染过它，再感染也比较常见。

多数时候，病毒所致呼吸道感染只累及上呼吸道，我们称其为感冒。不过，有时，病毒会进一步向身体的深处进军，入侵人体的核心部位，如沿着气管、支气管直达肺部，引起下呼吸道感染。显而易见，这比感冒严重多了。而呼吸道合胞病毒就是具有强烈军事扩张倾向的狂热好战分子，特别是对于 1 岁以内的婴儿来说，它是引起婴儿下呼吸道感染最常见的病原体。

以下几点基本事实，可以让我们对它有大致的了解。

（1）呼吸道合胞病毒能感染所有年龄段的人群，它通常从呼吸道入侵人体，故常常引发呼吸道疾病。

（2）被RSV感染后，患者的临床表现各不相同，有轻有重。

（3）RSV多为季节性暴发。在北半球，暴发期一般出现在10月或11月至次年4月或5月，1月或2月为高峰期。

（4）几乎所有儿童在2岁之前都感染过RSV，但是，即使感染后也可能再次被感染。

（5）年龄越小，因RSV感染而住院的可能性越大。

（6）RSV是导致婴幼儿死亡的重要原因。据估计，全球0～27日龄新生儿的死亡中多达2.3%由RSV所致，28～364日龄婴儿中为6.7%，1～4岁儿童中为1.6%。

（7）即使对于成年人，特别是老年人来说，RSV也是重要的致病病毒，而且，感染后可能致命。

呼吸道合胞病毒的传播途径

与其他感冒病毒的传播途径类似，呼吸道合胞病毒的传播途径主要有两条。

一是直接传播。患儿用手抠鼻子、抹鼻涕，然后再去拿玩具，病毒就可以通过患儿的鼻咽分泌物转移到玩具上面。在手或污染物上，呼吸道合胞病毒能存活数小时。在此期间，如果其他孩子又去拿这个玩具，而且，还用自己被污染的手去揉眼睛、抠鼻子，病毒将会从这些薄弱的黏膜处乘虚而入。

这是主要的感染方式，所以要勤洗手。

二是飞沫传播。如不加遮挡地打喷嚏、咳嗽等，带有病毒的飞沫将会播散到空气中。

接触到呼吸道合胞病毒并不一定会被感染，它也可能被人体强大的免疫系统所清除。不过，婴幼儿，特别是没有接触过该种病毒的婴幼儿，被感染的概率很大。遗憾的是，就算感染过了，体内已经有了对抗呼吸道合胞病毒的抗体，也不能防止再次被感染。但是，是否存在抗体，对于减轻下次呼吸道合胞病毒感染时的严重程度很重要。再次被感染时病情通常较轻。

婴幼儿首次感染呼吸道合胞病毒时，病情可能较严重，会出现毛细支气管炎或肺炎，当然，二次感染也可能如此。

毛细支气管炎，这个词大家可能比较陌生，解释一下。我们的呼吸系统像一棵倒立的树，主干是气管，然后逐渐分叉为主支气管、叶支气管、细支气管、毛细支气管，最后是肺泡。所以，毛细支气管就是最末端的那些气管，这个部位发炎后，会引起一种比较有特征性的表现：喘憋。通俗讲，就是喘不过气来，憋住了。想想看，这有多难受。

婴幼儿感染呼吸道合胞病毒后，还有一种常见的严重症状，叫作呼吸暂停。顾名思义，指呼吸暂时停了一会儿。可是，人的呼吸能停下来吗？

因此，这种病毒，还真不是盏省油的灯！

如何应对呼吸道合胞病毒？

那么，我们如何对付这个坏家伙呢？

前些年，对于病毒性感冒，不少医院都会给患者使用一种叫作"病毒唑"的药物，它还有一个名字，叫作"利巴韦林"，是一种广谱抗病毒药。目前已经证实，利巴韦林在体外具有良好的抗呼吸道合胞病毒能力，美国食品药品监督管理局（FDA）也已批准其可用于治疗呼吸道合胞病毒感染。但是，一种药物是否真的有效，不能仅仅看体外试验，还必须用在真人身上，用实践来进行证明。可惜的是，在人体进行的随机对照试验中并没有证实其实际疗效。权衡利弊后，美国儿科学会建议，不要常规使用利巴韦林治疗呼吸道合胞病毒感染。

实践才是检验真理的唯一标准，而且，这个"实践"，应为科学的检验，而非个人的所谓"经验"，更不是道听途说的"传奇事件"。对于其他宣称有效的药物及疗法，我们都应坚持这一判断标准。

既然不能有效消灭侵入人体的呼吸道合胞病毒，那么，只有让机体的免疫系统来对付它了，可惜的是，这种病毒有些厉害，在战争的早期，免疫系统很可能节节败退，导致孩子出现毛细支气管炎、肺炎等严重情况，甚至喘不过气来。当孩子出现这种情况后，现代医学终于能够一展身手，我们可以借助药物、呼吸机、体外膜肺氧合（ECMO）等各种手段，帮助或替代孩子呼吸，维持患儿机体各功能的正常运转，给免疫系统一个喘息之机，让它重整旗鼓，消灭敌人。

普通感冒的常见类型2：流感

流感，几乎每年都会来，可能迟到，却从不失约。

流感，全名为流行性感冒，是由流感病毒所致。流感病毒有多种，其中比较常见、可感染人类的，主要是甲流和乙流。

我们更加关注甲流，原因在于以下两点。

1. 甲流曾导致多次全球性大流行

远在100多年前，1918—1919年，全球暴发了一次大瘟疫，即著名的西班牙流感。它造成了全世界约1/3人口感染，全球死亡人数估计至少有5000万；目前，多数学者认为西班牙流感就是甲流。

1957—1958年，1968—1969年，也分别暴发了两次甲流大流行，死亡人数均超过百万。

除大流行外，甲流也可导致季节性流行。在北半球，10月至次年3月为流感季。

而乙流只引起季节性流行，迄今为止，乙流未引起过全球性的大流行。

2. 甲流病毒容易变异

人体被某种病毒感染后，免疫系统在战胜它的同时也会将它纳入黑名单，下一次再见到，格杀勿论。但是，病毒可能出现变异，类似于易容术后，变异后不大容易被免疫系统认出来，所以，我们可能反复感染流感病毒。

流感疫苗是每年接种一次，原因就在于今年的病毒流行株与去年不同，变异了。推荐在流感季前一个月接种流感疫苗。

流感的症状与普通感冒类似，不过通常会严重一些。仅仅凭借患儿的症状，医生无法明确是否为流感。诊断流感的依据主要是实验室检查，另外，有无流感患者的接触史也很有意义。

与其他很多病毒不同的是，对付流感病毒，我们是有武器的。常见的一种药物是奥司他韦，它能降低重症及死亡的风险，不过奥司他韦最好早期使用，48 小时内最佳；另一种常用药物叫作玛巴洛沙韦，它的优点是只需用药一次，缺点是不能给低龄儿童使用。12 岁以上、体重至少 40 kg 的儿童可以使用；5 ～ 12 岁儿童，国内尚无使用数据，但据国外的数据，这一年龄段儿童使用玛巴洛沙韦的安全性及有效性与 12 岁以上儿童相似；5 岁以下儿童，目前尚不能使用。

最后，把重点内容再重复一遍：接种疫苗是预防流感的最好方法。

普通感冒的常见类型 3：支原体感染

读到这里，大家应该知道了，在病原微生物中，有一类叫作细菌，还有一类叫作病毒。

病毒是一种很小的微生物，比细菌小得多，病毒没有细胞结构，它就是一段遗传物质，DNA 或者 RNA，外面包着一层蛋白质外壳。而细菌至少具有细胞结构，有细胞壁、细胞核、细胞质。

支原体的结构类似于细菌，也具有细胞结构，但没有细胞壁。它的个头一般比细菌要小一些，直径为 $0.1 \sim 0.3\,\mu m$，而目前已知最小的细菌直径为 $0.2\,\mu m$。支原体的繁殖方式通常是分裂，一个分成两个，两个分成四个；也可以通过出芽繁殖，就是长出一个小芽，然后，小芽长大，成为新的个体。最重要的一点是，支原体的致病力其实比较弱，支原体感染患儿，轻症是多数，大家无须过度紧张。

支原体分为很多种，能引起人类感染、比较常见的一种，叫作肺炎支原体。虽然名字叫作肺炎支原体，不过，它不仅仅引起肺炎，其实，很多支原体感染并没有什么症状，类似于新冠病毒的无症状感染；也有一些仅仅具有上呼吸道感染症状，如咽痛、头痛等。当然，也可能出现严重的表现，如重症肺炎、脑炎、脊髓炎等。病情是轻还是重取决于很多因素，在感染早期往往难以预测。

支原体肺炎，或者支原体感染，它的临床表现确实有一些特点，例如：绝大多数孩子会出现发热及咳嗽症状，通常为干咳，可能持续数周至数月。但是，仅仅凭借症状，只能怀疑，其他很多病原体感染，如新冠病毒，也可能出现发热、咳嗽，如何区别？

医生常用的诊断手段是实验室检查。有哪些检查呢？

1. 胸部 X 线片

支原体肺炎的胸片表现多种多样，难以与其他病原体导致的肺炎相鉴别。不过，胸部 X 线片或 CT，可以大致显示出病变的范围，这对医生判断病情的严重程度很有帮助。

2. 抽血查肺炎支原体的抗体

抗体是什么呢？人体被某种病原体感染或接种疫苗后，免疫系统会发现敌人入侵，于是训练很多专门对付这种病原体的军人去对付它们，这些军人就是抗体。因此，如果检测到体内存在针对肺炎支原体的抗体，那就说明，人体被肺炎支原体感染了。

但是，即使检测到了支原体抗体，也无法断定感染是近期发生的还是既往发生的，毕竟，抗体会在体内持续一段时间。常见的支原体抗体检查会查两种抗体，一种叫作免疫球蛋白 G（IgG），一种叫作免疫球蛋白 M（IgM）。IgM 抗体在感染后 7～9 日开始升高，3～6 周达高峰，持续数月。IgG 抗体开始上升及达高峰的时间比 IgM 抗体晚大约 2 周，持续数年。因此，在肺炎支原体感染人体早期，其 IgM 和 IgG 抗体可能均为阴性；感染之后数月内，IgM 检测仍为阳性，而即使数年后，IgG 还可能是阳性。

大家想一想，这种检查，真的很有用吗？

它的价值其实很有限。不过，比较一段时间以来 IgM 的变化，如突然增高，那还是有意义的，说明存在新的一次感染。但这个办法显然不现实、不可行，在感染之前，谁会未卜先知，事先去抽血查个支原体抗体 IgM 呢？

3. 支原体核酸检测

疫情期间，我们都做过新冠病毒的核酸检查，是检查咽部有没有新冠病毒的核酸存在。其实，也可以用类似的办法来检测支原体，只是将检测的目标换成肺炎支原体的核酸。

曾有学者做过研究，对毫无症状的正常儿童进行支原体核酸检测，结果发现，有不少孩子支原体核酸呈阳性。这提示我们，支原体的无症状感染是非常常见的，只不过，在不知不觉中，这些支原体被机体的免疫系统清除，没有引起我们生病。

确诊支原体感染后，医生是有办法来对付它的。

首选药物是大环内酯类的阿奇霉素，不过，有不少支原体对阿奇霉素耐药，如有必要，也可使用新型四环素类的多西环素。四环素类药物可能导致牙齿发黄、牙釉质发育不良，也就是我们通常所说的四环素牙。所以，是否使用多西环素，应与医生充分沟通，权衡利弊，特别是准备给 8 岁以内儿童使用时。不过多西环素相对安全，不大可能使牙齿变色。

成年人可选择喹诺酮类抗生素，如左氧氟沙星、莫西沙星。但这类药物可造成幼年动物的软骨损伤及人类肌腱断裂，通常不用于 18 岁以下儿童及青少年。但是，如病情确有需要，应与医生充分沟通，权衡利弊。

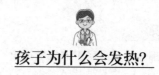

孩子为什么会发热?

发热也是儿童常见症状之一,我们也容易走入误区。在说明孩子为什么发热之前,我们先来了解一下发热。

人的体温在一日之内是有变化的,通常清晨最低而傍晚最高,变化的平均幅度为 0.5 ℃。但是,正常情况下,无论怎么变化,腋温都不应该 ≥ 37.5 ℃。所以,医学上常常取 37.5 这个值作为临界值,当测量腋温 ≥ 37.5 ℃时,我们说,孩子发热了。

为何人的体温会保持恒定?因为在每个人的大脑内都有一个体温调节中枢,位于下丘脑,它通过向机体产热与散热的器官下达各种指令,以维持体温在一个稳定的范围之内,如热了就出汗,冷了就打战。

人体的体温调节中枢是个死心眼,它认定了,体温就要维持在 36 ~ 37 ℃附近。高了,多散热少产热,把温度降下来;低了,少散热多产热,把温度升上去。所以,人是恒温动物,能把体温维持在一定的范围之内。

但是,在某些情况下,体温调节中枢也会接到新的指令,发生一些变通。原来,在人体内部,还有不少"警察"虎视眈眈,严密监视着有无敌人搞破坏。一旦它们发现敌情,就会立即发出信号。脑部接收到相应的信号后,会给体温调节中枢下达指令,将体温升高一些,以应对危机。

机体这样做是有意义的！人的体温适当升高，可以减缓一些细菌和病毒的生长和复制，并增强免疫功能。动物研究证明，发热与生存率增加有关。

当然，发热也有害处：

（1）会让孩子感到不舒服，这或许就是发热最大的坏处。

（2）如果温度太高，接近40℃时，其增强免疫的作用反而会逆转。

（3）发热还会导致人体的代谢加快、耗氧量增加、二氧化碳产生量增加，因此，人体的心血管系统与呼吸系统会增加一些工作量。我们常常看到发热的孩子呼吸加快、心率增加，原因就在于此。

不过，对于正常的儿童来说，这一般不会产生什么严重的不良后果；然而，对于某些孩子，特别是心肺功能异常者（如先天性心脏病等），这种增加可能是有害的。

画重点：发热最大的坏处是让孩子感觉不舒服。

继续深入一些，前面我提到过，人体内的"警察"发现"敌情"后，率先发出信号，脑部接收到该信号后会下达指令，命令体温调节中枢升高体温，所以，这个"敌情"就是导致孩子发热的根本原因，它常常被医生分为两大类。

1. 感染性发热

细菌、病毒等外部敌人入侵人体，引发机体的防御反应，从而出现发热。儿童常见的扁桃体炎、肺炎、脑膜炎，还有结核病、麻疹、水痘等传染性疾病，都属于这一类。绝大多数儿童的发热，都是感染性发热。

2. 非感染性发热

这一类发热的特点是疾病种类很多，如川崎病、风湿热、类风湿、皮肌炎、白血病等。但是，由于这些疾病相对少见，因此而发热的孩子并不多。

如此多的原因可以引起发热，且很多患儿在起病时只有发热这一症状，因此，在发热的早期，几乎没有医生能够说出发热的确切原因。

讲了这么多原理上的内容，似乎对于大众来说没什么用？

不，不是！

我们明白了发热的真正原因后，就能知道，要真正退热，关键在于彻底解决引起发热的疾病，让体内的警察明白，目前一切正常，已无敌情。

那么，我们使用的退热药物有此作用吗？没有。

退热药通常作用于散热器官，或者说，让皮肤出汗从而带走体内的热量。但是，这并没有改变机体正处于危急状态这个基本事实！体内的警察仍会源源不断地将敌情向上级汇报，脑部接到报告后，还会给体温调节中枢下指令，要求调高体温。这就是口服退热药后，发热仍会反复的原因。毕竟，退热药只能治标，不能治本。

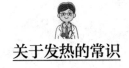

关于发热的常识

如何判断孩子是否发热？

测量体温呗！但是，其中的学问也不少。

1. 测量部位

可以测量腋温、口温、肛温。显而易见，肛温、口温受外界的影响比较小，要准确一些，但是不方便，特别是对于儿童来说。因此，较小的孩子，家长最好测量其腋温；年龄略大能配合的孩子，可以选择测口温。

2. 测量工具

（1）传统的水银体温计容易被打破，有汞暴露的风险，有研究显示，≤ 18 岁儿童汞暴露事件中，暴露源为水银体温计破碎的，占 78.2％。

（2）也可以选择无汞体温计，它是把里面容易挥发且有毒的汞换成了较为安全的镓铟锡，原理和效果都一样。上网搜一搜，这种体温计很容易买到。

（3）电子体温计。就我的实践经验来说，目前来看，电子体温计的质量参差不齐，相对不够准确。

关于发热的几个误区

1. 发热会烧坏大脑吗？

不会！

有些老年人会告诉你，某某小时候就是因为发热，最后成了痴呆儿！这种情况确有可能，但是，导致这个孩子痴呆的原因，不是发热本身，而是引起发热的疾病，如脑炎、脑膜炎。

有的家长或许会问："有些孩子发热时会出现抽搐，这会损伤大脑吧？"发热引起的抽搐，我们称为高热惊厥，它很常见，5 岁以下儿童中的发生率为 2% ～ 4%。

其表现是：儿童在发热时突然出现双眼凝视、牙关紧闭、口吐白沫、四肢抽搐等，持续时间多为几分钟，一般会自行缓解。虽然，高热惊厥看起来很吓人，但它通常是良性的，不至于引起严重的后果。

2. 发热会烧出肺炎、脑炎吗？

不会！

肺炎、脑炎等疾病可能出现发热，但发热不会导致肺炎、脑炎。因果倒置了。

3. 发热会使孩子目前的病情更严重吗？

通常不会！

前面讲过了，体温适当升高，可以减缓一些细菌和病毒的生长和复制，并增强免疫功能。所以，发热有一定的好处。

即使温度太高，接近 40 ℃时，免疫功能可能出现降低，但这种降低也是很小的，不至于造成病情的加重。

只有某些特殊情况，如孩子存在心肺基础疾病时，发热所导致的耗氧量增加可能对孩子有影响。

孩子发热，需要立即就医吗？

有的家长会说："这个问题很简单，可以通过温度的高低来判断。如果高热，必须马上送医院；如果低热，还能继续观察一下。"

这种观点有一句潜台词：温度越高，病情越重！真的如此吗？

不是！我们必须明确这一点：不能仅仅凭借发热温度的高低、持续时间的长短、退热药物的治疗效果来判断孩子病情的严重程度。也就是说，发热的温度高不高、发热时间是 3 天还是 5 天、使用退热药后孩子的体温能不能降下来，这三点都与病情的严重程度不成正比。

就医的指标并不是仅仅看温度，孩子的其他情况也很重要。

家长不具备专业的医学知识，所以，如果有任何怀疑，都应及时就医。但是，以下几点，更需要引起家长的高度重视。

（1）婴儿发热，特别是 6 个月以内；

（2）精神状况差，无精打采；或不愿进食；

（3）呼吸困难或急促；

（4）皮肤青紫、苍白、灰白、斑点状；或可见皮疹；

（5）哭闹不停；

（6）少尿。

特别提醒：孩子年龄越小，家长越要小心谨慎。

孩子发热，在家处理的方法

最重要的，是寻找发热的原因，治疗引起发热的疾病。仅仅用各种方法给孩子退热，那是治标不治本。不过，我并不是说不能给孩子退热，大家应该知道，什么时候该给孩子退热？

常常听人说，体温到了 38.5 ℃，就需要给孩子退热了。

不对！

对于大多数孩子来说，发热最主要的影响是造成他们的不适，也就是感觉不舒服。所以，我们退热的主要目的是减轻孩子由发热所引起的不适。是否需要退热，关键看孩子有没有明显的不舒服。如果有，就退。如果孩子仍然生龙活虎，没有感到任何不适，即使温度超过了38.5 ℃，也可以不退热。

如果需要给孩子退热，该怎么退？

常用的方法有几种，我来逐一进行分析。

1. 物理降温

如温水擦浴、洗个澡等，都可以。不过，请注意，给孩子退热的目的，是减轻孩子由发热所引起的不适。如果物理降温让孩子感到更不适，哭闹更明显，那何必要用？

另外，关于物理降温的方式，有两点我要做出特别的说明：一是不要使用酒精擦拭；二是贴在额头上的退热贴是没用的。

2. 药物降温

请大家记住，儿童发热，首选的降温方式是口服退热药。

该用什么药呢？

世界卫生组织给儿童推荐的退热药只有两种：

一是对乙酰氨基酚，口服，剂量为每次 10～15 mg/kg，两次用药的最短间隔时间为 6 小时。美国儿科学会建议 3 个月以下的婴儿不要使用对乙酰氨基酚。

二是布洛芬，布洛芬的剂量为每次 10 mg/kg，两次用药的最短间隔 6 小时。6 个月以下的婴儿不要使用布洛芬。

请注意：不推荐对乙酰氨基酚联合布洛芬用于儿童退热，也不推荐对乙酰氨基酚与布洛芬交替用于儿童退热。

用药安全关乎孩子的健康成长，其他退热药物，如阿司匹林、安乃近、尼美舒利等，请不要给孩子使用。布洛芬与对乙酰氨基酚的退热效果和安全性相似，即使是这两种药物，也不是绝对安全的，只是安全性很高，出现毒副作用的可能性非常小。

多项统计调查显示，很多家长认为：发热是有害的，无论发热的原因或影响如何，都需要治疗。所以，循证医学数据库 UpToDate 明确指出：需要对患者、其父母及照料者进行教育来改变这些观念。教育的主要内容包括以下几个方面。

（1）发热不是一种疾病，而是一种生理反应。

（2）在其他方面健康的儿童中，如果发热的病因明确且体液丢失已补充，大多数发热是良性、自限性的；发热不会引起脑损伤。如果有严重疾病的征象，应咨询医护人员。

（3）没有证据表明发热会使病情更严重。

（4）降低儿童体温的初始措施包括多补充液体和减少活动。

（5）如果儿童感到不适，可能需要使用退热药治疗发热。

（6）采用退热药治疗后患儿体温降低并不能帮助确定其是细菌感染还是病毒感染。

（7）正在接受发热治疗的儿童，并不需要特意唤醒他吃退热药。

（8）正在接受退热药物治疗的儿童不应该再应用咳嗽和感冒复方制剂，这些制剂常包含退热药物的成分；同时给予复方制剂和退热药物可能会导致药物过量。

（9）退热药物应根据体重来给药，而不是根据年龄。

（10）请保管好退热药物的说明书。

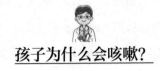

孩子为什么会咳嗽？

人体需要使用氧气，并生成废气二氧化碳。肺的功能就是吸入氧气，排出二氧化碳。气体进出肺的通道，包括气管、支气管、细支气管……一级一级，直到肺部。吸气时，气体通过气管到支气管再到细支气管等，最终抵达肺泡；呼气时，气体从肺泡到一级级气管一直到达外部。

试想一下，如果一只小虫子趁我们不注意，飞到气管里面去了，那会怎样呢？显而易见，会咳嗽。大家都有这个生活经验吧，咳嗽的时候，气流迅速从肺里出来，那么，气管里面的小飞虫也就被冲出去了。所以，咳嗽是人体的一种保护性生理反射，目的是清除呼吸道的异物或分泌物，保持呼吸道畅通无阻。

因此，医学上有一句谚语，"咳嗽是肺的看门狗"。这是一只好狗！引起咳嗽的疾病很多，常见的情况大致可分成三类。

1. 呼吸道感染

因为气管和肺通过口鼻与外界相通，所以，空气中的细菌、病毒等病原微生物能够比较通畅地进入其中。当然，人体有免疫力，也就是说，我们的身体里有卫兵在守卫，可以消灭这些入侵者，但是，当入侵者过于强大或身体的卫兵打瞌睡时，则可能出现呼吸道感染。

由于病原体的刺激，呼吸道会分泌出黏液用以清洁，把它们冲洗出去。这些黏液里面混合着细菌、病毒、坏死脱落的细胞等，就形成了"痰"。通过咳嗽，痰可以被排出体外。

所以，呼吸道感染时，咳嗽其实不是坏事，这是孩子的身体正在和病原体奋力作战的表现。

2. 呼吸道异物

就像我前面举的例子，一只小飞虫进入呼吸道后，可以通过咳嗽将它咳出来。事实上，虫子进入呼吸道的可能性是很小的，更容易进入的，是各种小玩意儿，如圆珠笔的笔头、各种质地的小珠子、玩具的小部件、坚果等。请父母一定要特别注意。

如果孩子突然出现剧烈咳嗽，请高度警惕呼吸道异物这一问题。

3. 过敏性

如果有病原体或异物进入呼吸道，机体就会实施咳嗽这一保护性措施，把它们咳出来。但是，有时，身体过于敏感，对于一些并不至于威胁到我们的东西也会出现咳嗽这一反应，如冷空气、花粉等，这就是过敏所致的咳嗽。

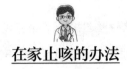

在家止咳的办法

引起咳嗽的病因有很多，所以，当你因孩子咳嗽而带他到医院就诊时，医生通常会先分析一下，孩子咳嗽的原因究竟是什么。

明确病因后，我们的治疗才会有方向，不会像无头苍蝇一样四处乱撞。比如，如果呼吸道中有细菌繁殖，引起感染，我们就要抗感染，消灭入侵的细菌；如果呼吸道中进入了异物，那就必须想办法把异物取出来。

不过，大多数情况下，引起咳嗽的原因是普通感冒，或者说，病毒所致的上呼吸道感染。病毒感染通常是自限性的，身体的免疫系统能消灭入侵的病毒，而且，对于多数病毒，我们也缺乏有效杀灭它们的药物。所以，孩子感冒后，严密观察、等待自愈，或许是目前最佳的应对方式。但是，在免疫系统与病毒作战期间，我们会感到种种不适，如发热、咳嗽、流鼻涕等，前文我们讲过，对于发热症状，如果造成孩子明显不适，可以用退热药来缓解；同理，对于咳嗽症状，如果造成孩子明显不适，如晚上咳得睡不着，也可以采取某些措施来缓解。

那么，采取什么措施呢？

本书前面我曾讲到过，大家回忆一下，能想起来吗？

对的，是口服蜂蜜。

方法是睡前服用一两勺。但是，1 岁以内的婴儿不能服用蜂蜜，可用糖浆替代。

对孩子感冒后的咳嗽持续时间，大家应该有个合理的预期。通常来说，婴幼儿感冒后，症状大致在 10～14 天内好转，而咳嗽可能会持续更久。部分孩子甚至会持续咳嗽 1～2 个月之久，我们称之为感染后咳嗽。

如果孩子久咳不愈，当然需要带去看医生，但大家一定要知道，看医生的目的，是找到孩子长期咳嗽的原因，至少也要排除严重的或亟须处理的问题，而不是进行强力的镇咳。请记住，咳嗽只是症状，导致咳嗽的疾病才是根本。

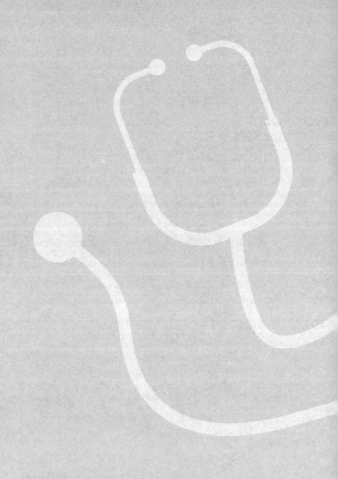

第 2 章

0 ~ 1 个月：宝宝安然降临，做好新生儿护理

关于母乳喂养，你必须知道的事儿

关于母乳喂养，来，先做个岗前考试！

试题一：

母乳喂养前应该先清洗一下乳头，对不对？

错！

原因有两点。

第一，当婴儿出生时，他们已经非常熟悉自己母亲的气味了。乳头可以产生一种物质，让婴儿闻起来觉得很熟悉。

第二，乳头上确实有细菌，但它们是"好细菌"，可以帮助婴儿建立自己健康的终身免疫系统。

所以，喂奶前不应该清洗乳头。

试题二：

许多母亲没有足够的奶，需要吃诸如花生炖蹄花之类的汤来发奶，对不对？

错！

母乳的产生量取决于婴儿口腔与乳头的衔接状况、母乳喂养的频率，以及婴儿每次吃奶的量。

以上三点是世界卫生组织、联合国儿童基金会（UNICEF）、国际哺乳顾问协会（ILCA）一致的权威科学结论。

请一定注意，各种汤类并没有所谓"发奶"的作用，如果你感觉喝汤有用，那是因为补充了足够的水分，而不是汤里的营养。如果不信，下次试试喝同样多的白开水，效果一样。无论是鸡汤，还是蹄花汤、骨头汤，里面含的营养成分都主要是脂肪，喝下去后最终的效果是让妈妈长得更胖。

再补充一点，婴儿口腔与乳头的衔接状况，具体怎么做呢？请看图1。

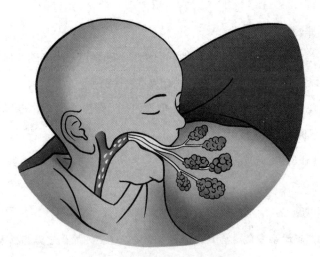

图 1　正确的婴儿吸吮方法

试题三：

进行母乳喂养的妈妈，是不是更容易长胖，不利于身材恢复？

错！

医学研究已经证实，至少六个月的母乳喂养能帮助母亲减轻体重，因为怀孕期间积累的脂肪会在哺乳期转化为母乳。

所以，母乳喂养，是有利于减肥的。

那么，为什么很多妈妈哺乳期间反而长胖了呢？

原因很简单，吃得太多，动得太少！

各位妈妈、准妈妈们，上面三题，你们全部答对了吗？

如果没有，请接着往下看，我们详细聊聊。

母乳喂养的优点

1. 营养好

三大主要营养物质——蛋白质、脂肪、碳水化合物方面，母乳都优于牛乳或配方奶；而就各种微量营养素而言，母乳中的含量更适合宝宝。

所谓配方奶（我们通常所用的各种婴儿奶粉），就是把牛乳（或羊乳）经过改造，让它更接近于母乳。不过，无论怎么改造，不管技术多先进，那也只是高仿，肯定不是正品母乳。

有的妈妈可能对此会有疑问，配方奶喂养的宝宝，为什么常常长得更胖？

这个问题其实很简单：长得胖不等于长得好，长得胖不等于健康。

儿童越胖越健康的观点是不正确的！一定要纠正过来。配方奶喂养的婴儿常常体重增加得很快，但也增加了孩子长大以后超重、肥胖和罹患糖尿病及心血管疾病的风险。

2. 宝宝少生病

母乳中含有多种生物活性物质，如乳免疫球蛋白、巨噬细胞、溶菌酶、乳铁蛋白等，它们都有利于保护宝宝少受病原体的侵扰。

3. 妈妈更健康

母乳喂养可以保护母亲少受糖尿病、乳腺癌、卵巢癌、心脏病和产后抑郁症的影响。而且，母乳喂养，母亲更容易减肥。

最后，母乳喂养最大的优点是：生产厂家是妈妈，品牌为"爱心牌"，绝无假冒。

母乳喂养的缺点

1. 维生素 D 含量不足

儿童通常需要常规补充维生素 D（建议成年人也补充）。

但是，母乳中维生素 D 含量少是有道理的，因为维生素 D 主要通过晒太阳来获取，可是我们现代人整天待在屋子里，不晒太阳，出门还要防晒。

2. 母乳中铁的含量较少

儿童缺铁比较常见，可导致缺铁性贫血，母乳喂养儿更需关注这一问题。不过，母乳中铁的吸收率较高，约为 49%，而牛乳约为 4%。

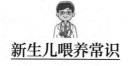

新生儿喂养常识

如何开奶？

宝宝出生后，应尽早开奶。

正常分娩的健康婴儿，需尽快开始母乳喂养，最好不要晚于产后1小时。

具体方法有以下几种。

（1）将新生儿放到母亲裸露的胸口，进行持续的皮肤接触。寻找并吸吮乳头是婴儿的本能。

（2）根据婴儿的意愿，开始第一次哺乳，但不要强迫，如果孩子抵触，不要强行将乳头塞入其口中。

（3）早期使用奶瓶或喂婴儿配方奶，是婴儿拒绝吮吸母乳的常见原因。通常来说，如无特殊情况，爱婴医院是不允许将奶瓶、配方奶等物品带入病房的，其目的就是促进母乳喂养。

生产后5天之内分泌的乳汁，颜色一般为淡黄色，我们称之为初乳。初乳蛋白质含量高，营养价值高，但是，量并不是很多。妈妈们可能会担心，宝宝只吃初乳，会不会饿着？

健康婴儿一般是不会的，因为在出生后的前几天，婴儿的进食量本来就不大，而且，宝宝在母亲体内时，已储存了不少营养物质。

这里还要顺便提一句，市面上的牛初乳类产品很火，其实并没有必要给孩子吃。

婴儿的喂养频率

出生后的前 2 个月，我们提倡按需哺乳，饿了就吃，想吃就喂。通常情况下，产后第一周，24 小时母乳喂养为 8 ~ 12 次；满月后一般降为 7 ~ 9 次。

2 个月后，母乳喂养频率逐渐规律化。在此阶段，24 小时母乳喂养频率平均为 7 次；孩子 7 个月后，随着辅食添加量的增多，每天的母乳喂养频率可逐渐减少到 6 次、5 次；在孩子满 10 个月之前，最少应保证每日 4 次母乳喂养；10 ~ 12 个月，每日母乳喂养 3 ~ 4 次。

即使孩子满了 1 周岁，也可以继续坚持母乳喂养。

世界卫生组织指出，纯母乳喂养至 6 个月，添加辅食，然后，如果条件许可，继续喂养至 2 岁。

美国儿科学会指出，纯母乳喂养至 6 个月，添加辅食，然后，如果条件许可，继续喂养到至少 1 岁。

婴儿每次吃奶的时长存在个体差异，不过，大致来说，单侧乳房的持续喂养时间，出生时为 10 ~ 15 分钟，满月时为 8 ~ 10 分钟。

每次母乳喂养时，让婴儿先吮吸一侧乳房，以便吸掉其中全部的乳汁。然后，观察孩子是否想要吮吸对侧乳房。下次进行母乳喂养时，可从另一侧开始。

轮换先吮吸的乳房，有助于双侧乳房都能继续产奶。

如何判断宝宝吃奶量是否充足？

可以通过以下四点来观察。

1. 检查尿布

出生后第 1 日，一般排尿 1 次，以后逐步增加，出生 4 ~ 5 日后，婴儿应该每日至少尿湿 6 块尿布。

2. 检查大便

出生后第 4 日，母乳喂养婴儿每日排便约 4 次或更多。出生后第 5 日，婴儿的大便应该呈黄色。

3. 看体重是否增长

称量体重这事儿看起来简单，实际上很容易出现误差，应尽量在同一时间（如晨起未进食时），穿同样多的衣物或不穿衣服，用同一个婴儿体重秤进行称量。

4. 睡眠评估

宝宝吃饱后通常会满足地睡觉。

宝宝出生就有牙，正常吗？

确实有极少数宝宝在刚出生时嘴巴里就已经有了牙，这称为诞生牙。还有出生后 30 天内萌牙的，称为新生牙。出现这种现象的原因目前医学界尚不完全清楚，可能与多种先天性疾病或遗传因素有关，通常需要到医院进一步诊治。

提前萌出的牙可能比较松，容易脱落，往往需要拔掉，以避免落入气管引起窒息。而且，小宝宝有了牙，吃奶可就不大方便，极有可能摩擦到宝宝的舌系带，请与医生充分沟通，必要时拔掉。

有一种情况需要与诞生牙或新生牙相鉴别，那就是"马牙"，也称为"板牙"。"马牙"比较常见，但它不是真正的牙，而是上皮细胞堆积或黏液分泌物积留形成的，看起来像牙齿一样的黄白色小颗粒。仔细观察，还是很容易与真正的牙齿相区别的。

关于宝宝的牙齿，乳牙与恒牙，还有以下这些常识，都应该了解一下。

乳牙

1. 萌出时间

宝宝出生的时候，乳牙就已经存在了，只不过，它们还隐藏在颌骨中，被牙龈覆盖，我们看不见。

多数宝宝萌牙的时间为 4 ~ 10 月龄，但个体差异很大，如果 13 月龄时仍未萌出，称为乳牙萌出延迟。延迟的原因很难明确，可能与遗传、某些疾病、食物性状等有关。如宝宝有此问题，请及时就医。

2. 萌出顺序

牙齿萌出一般是对称的，也就是说，左右两边同时萌出。下中切牙是最早萌出的，然后是上中切牙及上侧切牙，具体萌出顺序见图 2。

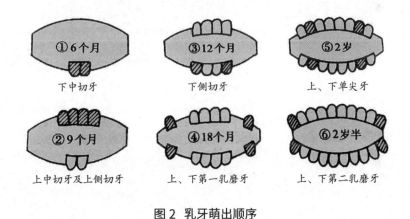

图 2　乳牙萌出顺序

乳牙萌出过程中，一些宝宝会出现烦躁、咬东西和流涎过多等表现。也有些父母描述孩子萌牙时有发热、腹泻或其他症状，其实这可能是由疾病引起的，所以，新手父母千万不能掉以轻心。

恒牙

恒牙一般在 6 岁时开始萌出，完全萌出后有 32 颗。

不过，有的人终生不会萌出全部或某些"智齿"，所以，恒牙的数目为 28 ~ 32 颗。

某些时候，恒牙开始萌出，但乳牙总是不脱落，这很容易造成牙齿排列不美观，请及时到牙科处理。

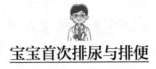

宝宝首次排尿与排便

超过 90% 的孩子，都会在出生后的 24 小时内排尿；而 99% 的孩子会在出生后 48 小时内排便。出生后的前几天，由于进食量少，排尿次数也较少，为 4 ～ 5 次 / 天；出生后 1 周，因吃奶量猛增，排尿次数也迅速增多，可达 20 ～ 25 次 / 天。不过，小宝宝们都穿着纸尿裤，很难准确说出他究竟尿了多少次，但是，他每天应至少打湿 4 片纸尿裤，否则就该去看医生。

其实，胎儿在妈妈肚子里时也会排尿，他们不怎么讲卫生，喜欢随时小便，直接把尿排到羊水里，然后，再喝进肚子……所以，当产检发现羊水过少时，医生会怀疑宝宝是不是存在泌尿道疾病，只喝不排，所以造成羊水减少。

那么，宝宝在妈妈肚子里时会不会解大便呢？

通常情况下不会。因为宝宝生活在充满羊水的子宫里，这儿是他的家，他也不希望让自己家里满是大便吧？

宝宝如何控制自己不在妈妈的肚子里面解大便呢？很简单，想想我们自己，便感强烈时，是不是夹住屁股，就不会拉出来了？胎儿也一样，肛门括约肌收缩、闭合肛门，大便也就解不出来。但是，某些情况下也会关不住，如胎儿缺氧，造成肛门括约肌没力气。这样的后果可能会很严重，大便进入羊水，再进入胎儿的肺部，出生后呼吸会受到影响，这被我们称为胎粪吸入性肺炎——一种很麻烦的疾病。

一般来说，出生后，宝宝才会把肚子里积攒已久的大便解出来，这就是胎便。胎便是墨绿色的，出生后第 1 天开始排出，通常几天排尽，然后才是黄色的大便。如果宝宝出生后 48 小时内不排胎便，应及时咨询医生。

母乳喂养的宝宝，大便呈黄色或金黄色，质地较稀，平均每日排便 2 ~ 4 次，一般在添加辅食后次数减少；配方奶喂养的宝宝，大便呈淡黄色或灰黄色，质地较干稠，平均每日排便 1 ~ 2 次。

新生儿黄疸，怎么办？

新生儿黄疸是什么？

我们的血液中有一类物质，叫作胆红素，它是红细胞正常衰老死亡或破坏后所产生的代谢产物。由于足月儿红细胞的正常寿命为 80 天左右，故人体内每天都会有红细胞死亡，从而产生胆红素，它们被称为间接胆红素。这些间接胆红素是身体产生的垃圾，是废物，需要排出体外。

但是，间接胆红素不溶于水，需要先经过肝脏的代谢，做一些改造，成为能够溶于水的直接胆红素，然后经肾脏，通过尿液排出体外，当然，一部分也从大便排出，所以，我们的大小便都是黄色的。

各种因素，如红细胞破坏太多，导致产生的间接胆红素过多；或者，肝脏这座工厂出了问题，不能及时将间接胆红素转化为直接胆红素；等等，都可能造成血液里面的胆红素过多，孩子就会出现黄疸，看起来黄黄的。

新生儿黄疸的出现原因

正常健康的成年人不会出现黄疸，但新生儿黄疸非常常见，大约 70% 的宝宝都会出现。其原因大致有两点。

（1）新生儿体内的红细胞数量，相对来说，远远高于成年人的。

因为胎儿在妈妈肚子里面时不能呼吸，他们所需要的氧气是通过母体的胎盘、脐带来获取的，因此相对缺氧。所以，胎儿需要比较强的氧气运输能力，他们的红细胞就要多些。出生后，能够自己呼吸了，缺氧状况大大改善，不需要那么多红细胞了，大量红细胞被破坏，胆红素的生成增多。

（2）新生儿的肝功能还不成熟，将间接胆红素转化为直接胆红素的能力不足，胆红素代谢能力弱。

虽然多数新生儿都会出现黄疸，但其中以生理性黄疸为主，正常足月儿的生理性黄疸一般不用治疗，可待其自然消退，但早产儿、低体重儿等特殊情况，黄疸可能需要治疗，请一定要及时咨询医生。

不过，也有一部分新生儿为病理性黄疸，即各种病理状态所致黄疸，这通常需要治疗。

如何区分病理性黄疸？

如何区分什么是生理性黄疸，什么是病理性黄疸呢？以下几点可作为参考，如果家长有任何怀疑，请及时就医。

（1）生理性黄疸的血胆红素值较低，而病理性黄疸较高。

对于足月儿来说，正常与异常的分界点是 221 mmol/L（或 12.9 mg/dL）。这个值可以通过抽血检查来获取，也可通过皮肤检查获得。前一种方式更准确，但后一种方法不用抽血、无痛、方便。

（2）生理性黄疸通常在出生后 2 ~ 3 天出现，如果出生后 24 小时内出现黄疸，则为病理性黄疸。

（3）生理性黄疸消退较早，通常在出生后 5 ~ 7 天内消退，最迟不超过 2 周，而病理性黄疸可持续至 3 ~ 4 周甚至更长。

（4）黄疸进展过快，或退而复现，都是病理性黄疸。

（5）前面我们讲过了，胆红素分为两种，间接胆红素与直接胆红素，若抽血检查发现直接胆红素的值太高，大于 34 mmol/L（或 2 mg/dL），则为病理性黄疸。

（6）生理性黄疸的孩子，往往只有黄疸这一个症状，其精神状况、吃奶情况通常都是正常的。

大家可以仔细看看以上六点，如果怀疑孩子是病理性黄疸，或虽然是生理性黄疸但孩子存在早产、低体重等情况，请及时就医。

因为黄疸可能导致一种严重的并发症——胆红素脑病！顾名思义，即胆红素透过血脑屏障进入了脑内。这会造成新生儿严重的脑损伤，而且，这种损伤是不可逆的，即使存活，也几乎都会遗留后遗症。

这些安全事项，必须注意！

孩子的安全是千万不能马虎的一件大事！这里仅简单列举一些常见的安全事项。

摔伤

千万不要将孩子独自留在无护栏的床上、桌子上；一定要注意家里的楼梯与窗户。或许你认为孩子还不具备移动自己身体的能力，但意外有时就是那么让人猝不及防。

烫伤

所有热的液体，包括牛奶、茶、咖啡，都请远离孩子；洗澡前一定先用你的手试试水温。

一旦烫伤，立即用冷水冲洗，并及时就医，不要涂抹各种乱七八糟的药膏。

窒息

不要在家里储水，千万不能让孩子一个人待在卫生间，即使只有一点点水也是危险的。

不要给孩子膜状物作为玩具，如塑料袋。

瓜子、花生等食物对小孩子来说非常危险。

小心所有的绳和绳状物，有些衣服上有带子，如帽带、腰带等，不要给宝宝选用这样的衣服。

不要将小宝宝背在后面，可以背在前面，以便能随时观察到他。

乘车

必须使用合格的汽车安全座椅，只要乘车，就应使用汽车安全座椅。

绝对不能把孩子单独留在车内，即使在阴天，车内的温度也可能上升到孩子难以忍受的程度。

该打疫苗了，妈妈好担心！安全吗？

先给出结论：接种疫苗当然是有风险的，但仍然值得接种，原因很简单，两害相权取其轻。

世界卫生组织与联合国儿童基金会联合发表的一份报告指出，疫苗犹豫（vaccine hesitancy）在全球大多数国家都存在，很多父母表达了对疫苗的担忧，即使他们最终选择为孩子接种疫苗。因此，这一问题并不是我们所特有的，全世界都如此。几乎所有家长都担心，疫苗会不会导致不良反应，包括我。但是，以下两点事实我们必须承认。

（1）大多数疫苗相关不良事件是轻微且自限性的，如发热、局部皮肤反应等。严重不良事件非常罕见。

（2）大力推广疫苗接种以来，各种传染性疾病的发病率呈断崖式下跌。

接种疫苗，确有可能发生不良反应，但这些不良反应大多很轻微；但是，不接种疫苗，发病的概率将大大增高。虽然，即使生病，也可能痊愈，但生病后出现严重并发症甚至死亡的可能性，比起疫苗不良反应的危害，风险孰高孰低？

宝宝的感官发育开始萌芽

视觉

小宝宝的视力确实很差，看什么东西都是模模糊糊的，不过，他们喜欢注视人脸，而且，一般 15 ~ 20 cm 是宝宝的最佳注视距离。

所以，请这样做：看着宝宝的眼睛，对着他微笑、轻轻说话。

慢慢地，你将会看到宝宝积极回应你。

听觉

胎儿 20 周左右时，听觉系统开始发育，到孕晚期时，胎儿听觉已比较灵敏，所以，准父母及其他照料者可以隔着准妈妈的肚皮与胎儿说说话。

不过，宝宝刚出生时，由于其鼓室没有空气，听力往往比较差，但出生后 3 ~ 7 日，听力就相当好了。你可以用温和的语调与宝宝说话，并鼓励爸爸和其他照料者也多与宝宝交流。不要认为宝宝听不懂就不说，随便聊点什么都行，即使是吐槽爸爸。调整你的语气、语调，使其变得有快有慢、有高有低、有大有小，同时仔细观察宝宝的面部和身体反应，关注宝宝与你的互动。坚持这样做，很快（几个月）你就会发现，宝宝能够模仿你的发音。

味觉

刚出生的宝宝已经有了很好的味觉。

有些老年人会给新生宝宝喂糖水，请不要这样做。一是宝宝应该吃母乳；二是宝宝可不傻，吃了甜食，可能就喜欢上了。

爱吃甜食可不是个好习惯，千万不要让宝宝从小养成这个坏习惯。

触觉

新出生的宝宝当然有触觉，所以按摩与抚触是使你与宝宝保持亲密关系的好办法，这能让宝宝充分放松；而且，触觉也是婴儿体验世界的一种特别重要的方式。轻轻地抚慰、抚摸和拥抱宝宝，你会看到宝宝很享受这个过程。

与宝宝肌肤亲密接触，让他感受到你的存在，会给宝宝带来一种平静和安全的感觉。

嗅觉

宝宝在妈妈肚子里的时候就已经有了嗅觉。所以，一件妈妈的衣服有时也能抚慰一个哭泣的婴儿。这也意味着，如果妈妈就在附近，宝宝能够知道。有些婴儿嗅觉十分敏锐，甚至在妈妈还没进入房间时就知道了。

第六感

宝宝真的有神秘的第六感。他们非常敏感，甚至能感受到外界愤怒、紧张的气氛。所以，家庭的气氛应该是宁静祥和的，这能为宝宝未来的情绪发展打下一个温柔的基础。

请尽量为宝宝提供多看、多听、自由活动和触摸你的机会，这对宝宝的发育非常重要。

你家宝宝爱笑吗？这很重要！

一般来说，宝宝在出生后不久就会偷偷乐一个，而且，多在睡眠中出现，我们称之为自发性微笑。目前尚不清楚婴儿自发性微笑的原因，有可能是宝宝感到兴奋或满足时的表现。

看到宝宝在睡梦中偷着乐，爸爸妈妈也会感到无比的兴奋和满足，但更让爸爸妈妈兴奋的时刻一般出现在宝宝快满月，当宝宝对你的挑逗回应以咧嘴一笑时。这种微笑，有一个专业名词，叫作社会性微笑。

宝宝的微笑具有独特的魅力，会让你们的亲子关系更加亲密。如果你是一位足够细心的妈妈，那你很快就能准确地预测你的宝宝什么时候会微笑，什么时候会注视你，什么时候会发出各种奇怪的声音，甚至，你会明白，他什么时候该吃奶了，什么时候该休息一会儿了。

渐渐地，你们会互相熟悉对方的"语言"，真正做到沟通无障碍。通过你和宝宝之间的这种和谐互动，宝宝会知道，他并不是一个只会吃吃睡睡、哭哭闹闹的小屁孩，他的感受、他的想法都很重要，他可以影响到周围的世界。这对他自尊心的健康发展和快乐性格的形成至关重要。

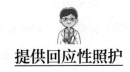

提供回应性照护

在本书的前言部分，我曾提到养育照护的核心内容包括五大领域，即良好的健康、充足的营养、回应性照护、早期学习机会及安全保障。其他四点都容易理解，但什么是回应性照护呢？

回应性照护是指照护者密切观察婴幼儿的动作、声音和手势等信号，通过肢体接触、眼神、微笑、语言等形式对婴幼儿的需求做出及时恰当的回应。

千万别小看回应性照护，如果做得好，它可以刺激婴幼儿的大脑发育，促进其认知、语言、运动、学习、情绪等方面的发展；而回应性照护不足，则可能阻碍儿童实现其发展的潜能。

那么，该怎么进行回应性照护呢？根据中国妇幼保健协会婴幼儿养育照护专业委员会于 2020 年发布的《婴幼儿养育照护专家共识》，应该做好以下四点。

1. 建立良好、积极的亲子关系

这需要照护者做到热情、接纳、真诚、共情和尊重。具体来说，热情意味着要对孩子表现出真正的兴趣，对他们非常友好并且能够及时与他们互动；接纳则是指无条件地接受孩子，无论他具有怎样的气质、性格或行为表现，都要在意他、关心他；真诚要求成年人在孩子面前既坦诚又讲道理，并且总是鼓励他们；共情则需要照护者学习、理解婴幼儿的行为，对婴幼儿做出回应时能假设自己也有过同样的情绪；尊重就是相信婴幼儿有着与其年龄相符的学习和行动的能力，允许他们自己探索和行动、进行独立思考、做出决定，找到问题的解决办法。

2. 敏感观察

回应性照护的前提是能读懂宝宝的信号，了解宝宝需要什么或想要什么。如宝宝哭闹时，你应该先搞清楚他哭闹的原因，是饿了、困了、拉粑粑了，还是想要抱抱？如果不具备"婴语"六级的水平，估计很难准确解读。不过别担心，虽然无人传授，但在与宝宝的日常互动中，妈妈很快就能达到专业"婴语"八级，相信我，你完全可以做到。

3. 恰当回应

回应需要有感情且可预测。如前文我们讲到宝宝的微笑，面对他的微笑时你该怎么做？一脸严肃、耍酷，还是热烈地回应他？

4. 互动沟通

照护者不仅需要了解婴幼儿独特的沟通方式，如哭声、语言、动作、手势、面部表情等，还应该使用合适的表情、眼神、肢体动作及语言、声音，传递易为婴幼儿观察到、注意到、适合其理解的有效信息，以维持良好的互动。

最后，还必须指出，回应性照护应渗透婴幼儿家庭养育的方方面面。在日常生活中，如在喂奶、洗澡、穿衣服等过程中给予孩子充分的眼神交流、拥抱、微笑、语言回应及手势交流等。另外，还要与宝宝一起玩，和他聊天、给他唱歌、进行亲子阅读，以及做各种互动游戏。

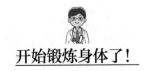

开始锻炼身体了！

刚出生的宝宝就会本能地寻找乳房。为了吃奶，宝宝使出了吃奶的劲！他们甚至能够微微把头抬起来。

当宝宝两周大的时候，你会吃惊地发现，原来他是如此强壮！在他趴着时，竟然能把头抬起来，虽然只能坚持那么一小会儿。从这时开始，就要让宝宝进行体育锻炼了。

是的，我们就是这么"卷"！

请注意，操作方法在此：

让宝宝俯卧，他会主动将头抬起来，虽然，对于宝宝来说，抬头所耗费的体力堪比一场马拉松赛跑，但他仍然会一次又一次不知疲倦地反复练习。我强烈建议你给宝宝录个像，等他长大以后，特别是高中阶段，高考冲刺时，再给他看看，让他知道自己小时候有多拼。

你还可以玩些花样，如在他面前摇动拨浪鼓或摇铃。慢慢地、一点一点地向上移动拨浪鼓，鼓励宝宝抬起头和肩膀，头和视线跟着拨浪鼓移动。

这可以帮助宝宝的视线追随拨浪鼓，练习抬头。

建议每天都让宝宝锻炼锻炼，可选在宝宝刚刚睡醒，你还没有给他喂奶时，持续时间循序渐进。

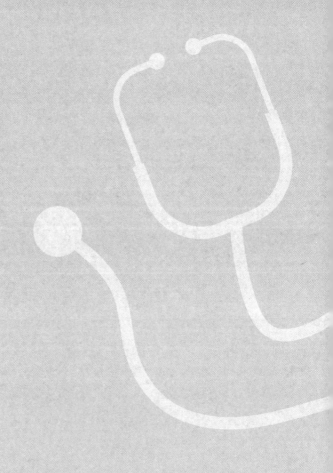

第 3 章

2 ~ 6 个月：关注生长发育，预防常见病

定期做儿童保健

各儿童专科医院及大型综合三甲医院通常都设有儿童保健科，也有很多社区医院设有儿童保健科，它们是做什么的呢？

儿童保健科的工作内容大致包括几点。

一是对孩子体格发育的监测，看看孩子的身高、体重、头围等的发育情况，早期发现偏离，如有必要，及时干预。

二是营养及喂养指导，对营养性疾病早发现、早治疗。

三是观察孩子的神经心理发育，如运动、语言、情感、认知等方面的发育情况。

四是预防接种，进行规定的必需的疫苗接种，预防疾病发生。

另外，其他一些问题，如睡眠障碍、髋关节发育筛查、孤独症筛查、多动症筛查等，有时也放在儿保科进行。

一般来说，年龄越小，孩子做儿童保健的频率应该越高，例如，半岁以内，至少每2个月一次；半岁～1岁半，每3个月一次；1岁半到3岁，每6个月一次；以后可每年一次。

对于孩子的身心健康问题，我们要以预防为主，应早发现、早治疗，所以，要定期做儿童保健，这很重要。

可怕的婴儿猝死综合征，预防不可少

婴儿猝死综合征，听名字就挺可怕的。其定义为：1 岁以下、外表似乎完全健康的婴儿的突然死亡，一般发生在婴儿睡着的时候。其中约 90% 的病例发生在 6 个月以下的婴儿身上。

这种疾病确实不常见，但也绝非罕见！它是美国 1 岁以内婴儿死亡的主要原因。据统计，在美国，每年约有上千名婴儿因此死亡。据中国香港卫生署的报道，在香港，每 1 万名婴儿中，就有 1 ~ 3 名婴儿因此死亡。遗憾的是，到目前为止，医学界还不知道是什么因素导致了婴儿猝死综合征；也不知道为何越小的婴儿，发生该疾病的风险越高。不过，可以合理推测，随着婴儿大脑的发育和身体功能的成熟，其发病率逐渐降低。

虽然发生这种悲剧的确切原因还不清楚，但是，有一些预防措施是可以采取的。自 1992 年以来，美国婴儿猝死综合征的死亡人数下降了一半以上。这是美国儿科学会建议让婴儿仰卧睡眠后统计出的数据。

所以，**我们建议宝宝采取仰卧的睡眠姿势。**

但是，仰卧睡眠，会不会睡出一个扁头娃娃呢？

孩子的头型与睡眠姿势确有一定关系，其实，头扁一点没啥，如果头型不正，是个偏头，才更让爸爸妈妈们烦恼。

宝宝头型不正，怎么办?

我们必须先明确这一点：决定头型的主要因素是遗传。

不过，由于宝宝的头骨很软，外力也很容易让他们成为扁头或偏头。因此，有的家长给宝宝使用定型枕。但我对此表示明确的反对：第一，定型枕没什么效果；第二，婴儿不需要睡枕头。正确的做法是：在宝宝清醒时，多做趴的运动，少躺着玩；等宝宝稍大一些，头能够竖起后，竖着抱起来玩。

当然，对于偏头比较明显的宝宝，仅仅这样做是不够的，还可以使用"矫正头盔"。但是，请注意，矫正头盔属于医疗器械，家长如有需要，建议去大型医院或儿童专科医院咨询。据我所知，目前国内用得比较少。

有些宝宝的脖子总是斜着，这可能是一种叫作先天性斜颈的疾病。该病很容易影响到头型，造成偏头。如果家长发现这样的情况，请及时就医。

如果宝宝的头型确实不大好看，家长也不用太纠结，毕竟，还有头发遮挡。有些宝宝出生时就有一头黑发；也有些宝宝出生时几乎没有头发；甚至有些宝宝出生时的头发会在接下来的几个月里明显变少，不过，一般来说，"真正"的头发最终会长出来。

必须指出的是：头发的疏密、颜色主要是由遗传决定的。无论剃多少次胎毛，都不会帮助宝宝的头发生长，如果你认为有效，那是因为，不剃也会长成那样。

关于宝宝的囟门，这些知识你知道吗？

宝宝的头部有两个软软的地方，它们被称为"囟门"，并分为"前囟"和"后囟"，如图3所示。

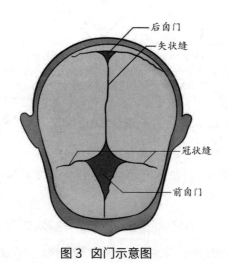

图3 囟门示意图

由图3可见，我们的颅骨并非只有一块骨头，而是由几块骨头拼合而成，拼合处就是骨缝，有两个部位的缝隙大一点，那就是囟门。

为什么要有骨缝与囟门呢？因为宝宝的头需要长大。刚出生时，宝宝头围的平均值约为 34 cm；1 岁时，约为 46 cm；2 岁时，约为 48 cm。可见，出生后的第一年，平均头围增长约 12 cm，第二年，才增长约 2 cm，之后的速度还会减慢。所以，对于婴儿来说，骨缝与囟门的存在有利于颅骨随着脑容量的增大而长大。

因前囟大一些，比较容易观察，所以我们主要看前囟。

前囟的大小在出生时为 1.5 ~ 2 cm（对边中点连线的距离，见图 4）。

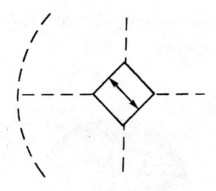

图 4　前囟大小示意图

前囟的闭合时间在不同个体间的差异很大，跨度在 4 ~ 26 月龄，平均为 13.8 月龄。

前囟过小，闭合过早，则提示可能存在脑发育不良、小头畸形等；前囟过大，闭合过晚，则要考虑脑积水等疾病。如果宝宝的囟门凹陷，往往提示脱水；如果囟门突起，则可能是颅内的压力增高所致。若你有任何怀疑，请及时就医。

先天性髋关节脱位的筛查，必须做，且必须早做！

图 5 是人体髋关节的结构示意图。

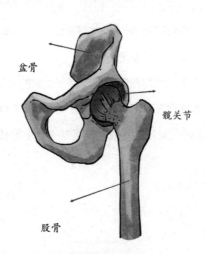

盆骨

髋关节

股骨

图 5　人体髋关节结构

由图 5 可见，股骨头应深入髋关节的关节窝里面，这样才不容易脱出来，让关节更加稳固。如果股骨头没有深入进去，关节面缺乏刺激，会造成髋关节发育不良，形成髋关节脱位。所以，这一疾病现在被称为发育性髋关节发育不良。

其发病率并不算低，在国内，每1000名新生儿中，就有1～4名患有此病。如果早期发现，早期治疗，绝大多数孩子能恢复得很好，而且，6个月内的孩子发现此病后，通常不需要手术，仅仅按照下面的方法，大多能解决问题。

方法是屈曲孩子的髋关节，让股骨头更容易进入关节窝，以刺激关节窝处的发育。

如果等到孩子年龄大了才发现问题，那就很麻烦了，一般需要手术治疗，术后还要长期用石膏固定，孩子会很不舒服，预后也不如早期的简单处理好。

但是，在婴儿早期，孩子不会行走，家长很难观察到异常；等到孩子能够行走之后，可能出现跛行、步态不稳、双腿不等长等表现，此时，家长或许会因此而就诊，可这就晚啦！

那么，问题来了，如何在早期发现这一疾病的苗头呢？

儿童保健医生通常会对所有就诊的孩子进行先天性髋关节脱位的筛查，所以应按常规做儿童保健。我也列举两个便于家长自己操作的简单方法。

1. Allis 征（图6）

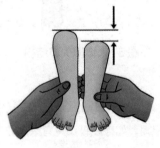

图6 Allis 征

让孩子仰卧，屈髋屈膝，两足平行置于床面，比较两膝的高度，如果不等高，即为阳性。

2. 皮纹

让孩子俯卧，看看他双侧屁股与大腿的皮纹是否对称（图7）。

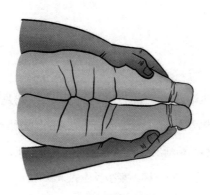

图7 皮纹对称比较法

不过，依照这两个办法检查出的假阳性比较多。也就是说，不对称并不一定是有问题，但必须引起重视，及时去医院检查！早期多用B超检查来确诊。

总之，对于发育性髋关节发育不良这一疾病，早期发现，治疗很容易，孩子痛苦少，预后好；发现得晚，一般需要手术治疗，年龄越大，预后越差。

安抚宝宝入睡，要抱睡、奶睡吗？

在中学的生物课上，我们曾学习过草履虫，它是一种单细胞生物，具有趋光性，也就是说，它们会向着有光亮的地方移动。这种能力是草履虫先天自带的，铭刻于基因之中。与草履虫相比，人类要高级得多，但是，我们也和草履虫一样，某些反应先天就存在，同样被铭刻于基因之中，决定着我们的某些行为模式。

刚出生的宝宝并不是一张白纸，而是带着自己独特的性情来到我们身边的，所以，他们的睡眠特性也是各不相同的。有两个孩子的父母或许更能够看到这种差异：一个天生是"睡神"；而另一个，即使你用尽各种方法，却仍然可能是"睡渣"。

面对自己刚刚来到这个世界不久的宝宝，你并不能很好地分辨，在睡眠方面他是"天使"，还是夜夜折腾你的"魔鬼"。因此，我建议，在如何哄宝宝睡觉这个问题上，你一定要慎重。

很多宝宝都需要安抚才能入睡，关键是，你该怎么去安抚他？不少妈妈选择抱睡、奶睡，这确实是非常有效的方法。但是，宝宝的学习能力非常强，一旦你这样做了，他们会坚持让你持续这样做。而且，不仅仅是睡前，甚至夜间醒来时，他们也会顽固地要求你这样做。这些宝宝可能会表现为反复夜醒。

其实，其他宝宝也会夜醒，不过，他们醒来后有可能通过自我安抚而入睡，妈妈并不知道。因此，作为妈妈，你必须考虑清楚，宝宝长期、频繁地夜醒，每次都需要你抱、需要你喂奶，你自己能否承受？如果答案是否定的，你可以试着找到一种自己和宝宝都能接受的安抚方式，例如，催眠曲、安抚奶嘴等。总之，原则就是：安全有效，且你和宝宝都能接受。

新手妈妈和准妈妈们请反复读一读前面这部分内容，仔细想想，慎重考虑一下这条建议。

安抚奶嘴该不该用？先了解这些注意事项

安抚奶嘴是妈妈乳头的替代品，在宝宝哭闹时、睡觉时给宝宝吸吮，能帮助宝宝变得安静。作为一种工具，安抚奶嘴有其利弊。

安抚奶嘴的作用

先给大家科普一个医学概念：非营养性吸吮。

宝宝吃奶时的吸吮称为营养性吸吮；而宝宝吸吮安抚奶嘴或手指时，则为非营养性吸吮，因为此时没有乳汁的摄入。从医学上看，非营养性吸吮是有意义的！它可以减少应激反应，并促进体重增长及消化道的成熟与生长。

因此，安抚奶嘴对宝宝有好处！具体来说，有以下三点。

1. 满足宝宝的吸吮需求

和哭闹一样，吸吮是宝宝与生俱来的本领。将妈妈的乳头贴近刚出生的宝宝的嘴巴，他就会主动吸吮。宝宝很享受吸吮这个动作，吸吮能给予他满足感。

2. 安抚宝宝的情绪

吸吮能减少宝宝的应激反应，安抚他的情绪。当宝宝困了，在陌生环境中感到紧张时，或者打针的时候，吸吮都能给予宝宝安慰，让他平静下来。

3. 降低婴儿猝死综合征的发生率

关于婴儿猝死综合征，本章第 2 部分已有详细描写，可翻阅前文，此处不再赘述。

安抚奶嘴的弊端

1. 影响宝宝的牙齿发育

一定程度上，安抚奶嘴可能对宝宝的牙齿发育造成影响，如天包地、地包天、上下牙合不拢等。不过，我们可以采取一些预防措施，如不要长期使用安抚奶嘴。推荐在约 2 岁时戒除安抚奶嘴，从而最大程度地降低其对牙齿的影响。当然，如果早期发现或怀疑牙齿异常，也要及时咨询牙科医生。

2. 容易上瘾

为了避免上瘾，请一定要知道：安抚奶嘴是一种有效的安抚方式，但并非唯一的一种。父母的陪伴与安抚，用玩具来转移孩子的注意力，循序渐进的戒除，都很重要。

3. 可能影响母乳喂养

婴儿出生后就使用安抚奶嘴，有可能造成宝宝的乳头混淆，影响母乳喂养。因此，美国儿科学会推荐，可在母乳喂养成功建立后使用安抚奶嘴，但不要早于 3 周龄。也有不少专家建议在宝宝满月后才能开始使用安抚奶嘴，这个时间是相对保守、安全的。

综合看来，安抚奶嘴有利有弊，但总的来说，利大于弊。而且，我们可以尽量减少其弊端，减轻对孩子的影响。

安抚奶嘴的选择

最后简单介绍一下安抚奶嘴的两种常见材质，乳胶与硅胶。

其实，只要是合格产品，两者都是安全的，都可以给孩子使用。乳胶安抚奶嘴一般用天然橡胶制成，黄色，比较软，质感更接近妈妈的乳头，但容易老化、破损，不耐高温，也可能带有一点天然橡胶的气味；硅胶是人工制品，化学性能稳定，耐用、耐高温、无异味，而且安全性也是很可靠的，医疗上的很多材料，如人工鼻梁、人工皮肤，甚至某些人工心脏瓣膜，等等，都是用硅胶制作的，但硅胶在柔软性上通常不如乳胶。

具体选择哪一种，可以根据宝宝的喜好，安抚奶嘴也并不耐用，需要经常更换。

宝宝是否贫血？请随时关注铁缺乏！

儿童最常见的贫血类型是缺铁性贫血。

儿童最常见的微量元素缺乏为铁缺乏。

当宝宝还在妈妈肚子里时，他就能从母体中持续获得铁，并储存起来，特别是在妊娠期的最后 3 个月。出生时，健康足月儿的铁储备量约为 75 mg/kg，其中的 2/3 结合于血红蛋白之中，这些储备通常可供宝宝使用到 5 ～ 6 月龄时。但是，某些因素，如早产、双胎或多胎、胎儿失血及孕妈妈严重缺铁等，均可使胎儿储铁量减少。

出生后的前几个月，宝宝长得很快，血红蛋白增长迅速，需要很多铁元素。而母乳中的铁含量并不高，故主要利用自身的储存铁，这些储存铁会在几个月内被消耗掉。因此，在添加辅食的早期，我们应添加富含铁的食物，如强化铁的米糊、肉泥等。一旦自身的储存铁消耗殆尽，而食物中的铁补充不足，孩子就会缺铁。

我国 0 ～ 3 岁婴幼儿缺铁性贫血的患病率仍然很高，大约每 4 个孩子中就有一个如此。

而且，铁的工作场所不仅仅是血红蛋白，它还进行了广泛的兼职，参与身体的各项生理活动。所以，缺铁不仅会造成贫血，还会影响儿童的认知、运动、免疫功能等方面，尤其是会对孩子的认知行为、智力发育产生不可逆的损伤，这种损伤甚至不能通过补铁逆转。

美国儿科学会主张对母乳喂养及部分母乳喂养但母乳量达一半以上的孩子进行常规补铁。

我对此持保守态度，因为我国某些地区及人群中地中海贫血的发病率较高，而针对这种贫血患儿，补铁时应非常谨慎。所以，我建议做好早期筛查，定期进行儿童保健，如儿童保健医生发现孩子有贫血的迹象，及时检查、及时处理。

维生素 AD，该补充吗？怎么补？

人体获取维生素 D 的主要方式是晒太阳。在紫外线的作用下，皮肤中的胆固醇能转化成维生素 D。但是，我们都知道，现代人普遍缺乏日晒，因为紫外线对皮肤有害，大家出门都要打遮阳伞、抹防晒霜，以保护皮肤。美国儿科学会建议：所有儿童都应尽量远离阳光直射，并在阳光下涂上防晒霜，以避免日晒的长期风险。

因此，目前的医学建议是：维生素 D 制剂可以终身服用。

那么，维生素 A 呢，该不该补充？我认为应该从基础知识讲起。

维生素 A 及其作用

维生素是这样一种物质：它不用于机体细胞的构成，也不为人体提供能量；但它是人体维持一定的生理功能所必需的；这种物质人体不能合成或合成不足，需要从食物中摄取；它们的需求量很小，但不可或缺。

维生素 A 不是一种物质，而是一类物质的总称，包括视黄醇、视黄醛、视黄酯及视黄酸等。

它有两大来源：一是动物性食物，动物内脏（肝脏）、乳类、蛋类等；二是植物性食物，深色的蔬菜水果中多含有胡萝卜素，它能在肠道里转化成维生素 A。

维生素 A 的作用很广泛，大致分为五个方面。

1. 维持眼睛正常的视觉功能

如果缺乏维生素 A，会造成光线暗时视物不清，还可能引起干眼和角膜溃疡。

2. 为皮肤提供所需水分

如果缺乏维生素 A，会造成皮肤干燥、易脱屑，过度角化，也就是皮肤粗糙。

3. 影响生长发育和生殖功能

维生素 A 可以影响到细胞内遗传物质 DNA 和 RNA 的合成，还影响正常精子发生和胎盘发育。

严重缺乏可致身材矮小，牙齿釉质易脱落，失去光泽，易发生龋齿。

4. 增强免疫功能

在维生素 A 的亚临床缺乏或可疑亚临床缺乏阶段，免疫功能低下就已经存在。可以表现为反复呼吸道及消化道感染，且易迁延不愈。

5. 影响造血

维生素 A 缺乏可影响铁的转运和储存，从而引起贫血。

如何判断孩子是否缺乏维生素？

维生素 A 如此重要，那么，究竟要不要给孩子补充呢？对此，众说纷纭，各执一词。有人说，应维生素 AD 同补；也有的说，应补充单独的维生素 D 制剂，不要补维生素 A，否则可能造成过量甚至中毒。到底谁说得对？

其实，问题的关键在于，我们的孩子究竟缺不缺维生素 A。在西方发达国家，维生素 A 缺乏是很少见的，但我国的情况还是有所不同。

维生素 A 的缺乏包括三种：第一，临床型维生素 A 缺乏；第二，亚临床维生素 A 缺乏；第三，可疑亚临床维生素 A 缺乏。第一种现在不多了，但后两种并不少见。

人民卫生出版社大学本科教材《儿科学》第 9 版指出：我国学龄前儿童中，维生素 A 缺乏占比为 9% ~ 11%，可疑亚临床维生素 A 缺乏为 30% ~ 40%。

2021 年，中华预防医学会儿童保健分会发布了一份《中国儿童维生素 A、维生素 D 临床应用专家共识》（以下简称《共识》），后发表于《中国儿童保健杂志》。

《共识》指出：基于 2010—2013 年中国居民营养与健康状况检测结果，我国 3 ~ 5 岁儿童维生素 A 缺乏率为 1.5%，其中，城市为 0.8%，农村为 2.1%。这个数据并不高，但是，我国 3 ~ 5 岁儿童维生素 A 边缘缺乏率为 27.8%，其中，城市男童为 24.6%，城市女童为 18.2%，农村男童为 35.9%，农村女童为 33.4%。

虽然，这些数据比较陈旧，不能完全反映当前最新的状况，不过，不可否认的是，它们仍然具有很高的参考价值。毕竟，我国幅员辽阔，经济发展不平衡，不同地区儿童营养状况的差异也非常大。

因此，我的看法有以下几点。

（1）由于维生素 A 有潜在的致畸作用，不应给予妊娠女性大剂量补充。

目前公认的妊娠期维生素 A 摄入量的安全上限约为每日 10 000 IU（约 3000 μg）。

（2）儿童是否需要补充维生素 A 应根据孩子的营养状况来区别对待。

不同年龄段儿童对于维生素 A 的需求量不同，大致为每天 400 ~ 600 μg。

我们的主食，如大米、小麦，其中的维生素 A 含量几乎为 0。富含维生素 A 的食物主要有以下几类。

1）动物内脏，如猪肝，每 100 g 中含维生素 A 约 5000 μg，非常高。所以，进食 2 两猪肝可补充 10 日的维生素 A 需求量。补充一点，维生素 A 为脂溶性维生素，可以在体内储存。

2）鸡蛋，每 100 g 蛋黄含维生素 A 约 400 μg，而蛋白几乎为 0。大概估计一下，一个鸡蛋能提供维生素 A 约 100 μg。

3）牛奶，每 100 mL 牛奶中约含 24 μg 的维生素 A。如果每天喝 500 mL 牛奶，大约可摄入维生素 A 120 μg。特别说明一下，婴幼儿用的配方奶粉，通常强化了维生素 A，配方奶喂养的孩子，维生素 A 的摄入应该是充足的。

4）猪肉（肥瘦均值），每 100 g 中约含维生素 A 18 μg。

除动物性食物外，某些植物性食物中含有大量的胡萝卜素，它们能在体内转化成维生素 A，如胡萝卜、豌豆尖、菠菜、番茄、南瓜、甘薯（红心）等。不过，胡萝卜素转为维生素 A 的转化率并不高，所以不能仅靠植物性食物来补充维生素 A。

判断孩子是否摄入了足够的维生素 A，关键在于他的饮食状况。如果孩子每天都进食牛奶、鸡蛋，偶尔吃动物肝脏，爱吃各种蔬菜，则大概率不会缺乏，否则可考虑补充。至于补多少，同样也是看饮食，可每天补，也可隔日补。

温馨提示：常见的维生素 AD 制剂，其中的维生素 A 含量为 1500 ~ 2000 IU，换算过来，为 450 ~ 600 μg。具体可查阅其成分表。

一般来说，只要摄入足够的维生素 A，孩子是不会缺乏的。但是，某些疾病，如慢性消化系统疾病、肝胆疾病、急慢性肾炎等，会影响维生素 A 的吸收，具体请咨询医生。

过多摄取维生素，会中毒吗？

或许有的家长会担心，摄入太多维生素 A 会不会中毒呢？

有这个可能。

维生素可分为两大类：一类叫作脂溶性维生素，维生素 A、D、E、K 即属于这一类；另一类叫作水溶性维生素，如维生素 C、B 族维生素等。水溶性的维生素可通过尿液排出体外，多吃一点，关系不大；而脂溶性维生素不溶于水，难以通过尿液排出，它们会蓄积于体内，如果蓄积太多，可能会造成中毒。

但维生素 A 的中毒剂量是比较大的，除非一次性摄入太多或长期过量摄入，否则不易中毒。

通常来说，成人一次性摄入 30 万 ~ 100 万 IU，儿童一次性摄入 30 万 IU，可发生急性中毒。常见的维生素 AD 滴剂，每一粒含维生素 A 2000 IU，计算一下，儿童要一次性吃上 150 粒才会中毒。

婴幼儿每天摄入 5 万 ~ 10 万 IU 维生素 A，超过 6 个月可引起慢性中毒；也有报道称每天摄入 2.5 万 IU，1 个月即出现中毒症状。按照后一种情况计算，也至少需要每天吃 10 粒，连续吃一个月。

虽然如此，长期过量摄入也是有风险的。最好能够根据孩子的饮食状况来判断，必要时咨询医生或营养师，看看孩子究竟该不该补，补多少。

宝宝哭闹不止，为什么？

婴儿哭闹很常见，以下仅列举一些常见原因以供对照，如有任何怀疑，请及时就医。

1. 胃肠胀气

这很常见，可以先检查一下他的裤子是否太紧，勒住了腹部，然后试着让宝宝仰面平躺，抓住他的脚，做温和的像蹬自行车一样的运动，或许，宝宝会放一个大屁，然后停止哭闹；有时是因吃奶时吞入大量空气所致，可以将宝宝抱起来，竖立并依偎在你的身上，轻轻拍背，宝宝可能会打几个嗝，然后停止哭闹。

2. 需要换尿布

检查一下宝宝的尿布，是不是拉粑粑了，或许应该换一下。

3. 想要睡觉

不少家长认为，累了的宝宝会随时随地睡觉。事实却并非如此，当宝宝过度疲劳时，他们往往更睡不着。

如果宝宝因为太疲劳而难以入睡，妈妈应该安抚他，可以用轻柔的声音和他说话，也可以唱摇篮曲，多数情况下，不久宝宝就能睡着。

4. 想要抱抱

出生后的前几个月，宝宝需要大量的拥抱，他们喜欢看父母的脸，听父母的声音，甚至能分辨出父母的独特气味。在生命最初的几个月，多抱抱他，不用担心宠坏宝宝。

5. 太热或太冷

有的宝宝会在换尿布时哭泣，这可能是因为他感觉到了寒冷，在用哭声表示抗议。

通常情况下，宝宝对太热的反应不如太冷时激烈，但也不要给他穿太多，因为宝宝的体温调节系统发育不完善，容易造成捂热综合征。

6. 过多或过少的环境刺激

过多的灯光、噪音、被抱来抱去，都会让宝宝感到厌烦，他只能用哭来表达："我受够了。"但是，如果宝宝觉得无聊，也会用哭闹来表达。

是不是很崩溃？

7. 某些难以被察觉的麻烦事

例如：宝宝的一个手指或脚趾被你的头发或其他带状物紧紧缠住了，有时，被缠住的可能是男孩子的阴茎，这会切断局部的血液循环，甚至导致坏死。

所以，在育儿过程中你应该非常小心，避免各种可能的风险。

8. 宝宝生病

宝宝生病时也会感觉不适，烦躁不安。

总之，宝宝哭闹不安是有原因的，但宝宝不会说，我们也不一定能够发现，所以，如果你有任何怀疑，请及时就医，寻求专业的帮助。

宝宝是个运动小达人！如何引导非常重要

前面我们已经讲过了，很小的宝宝就能用力把头抬起来一点，所以，可以将宝宝俯卧，锻炼他抬头。6 个月内的宝宝可以持续这一运动，可以在宝宝早晨刚刚睡醒，还未吃奶时进行，时间也可逐渐延长，每天共 30 分钟左右，可分次进行。

在坚持不懈的锻炼下，宝宝的颈部会更加强健有力，在宝宝 4～5 月龄时，可以像图 8 这样检验一下孩子颈部的力量，你会惊奇地发现，把宝宝拉起时，他的颈部能够与身体同步抬起。

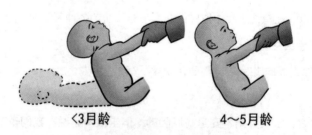

<3月龄　　　　　　　4～5月龄

图 8　竖颈姿势发育

在宝宝 4 个月左右时，可以让他练习翻身。方法与练习抬头类似，用玩具逗他，鼓励他翻身。小宝宝都非常热爱学习，一旦他们掌握了新的技能，就会自己反复练习，并乐此不疲。

另外，估计你想不到的是，这个年龄段的宝宝还可以开始练习爬行。虽然，此时的宝宝四肢力量很弱小，不能支撑起整个身体，但他们可以把肚子贴在地面上爬，这被我们称为腹爬，可算作正式开始爬行前的预热吧。

除了大运动的发育之外，宝宝的精细运动技能也会逐步发展，3个月的宝宝，能把手放进嘴里，并能够自己玩手；在3～5个月这个时期，宝宝将学会主动把手伸向玩具并抓握住它。看似小小一步，却是宝宝人生中的一大步，它标志着宝宝能支配灵巧的小手，今后的幸福生活就靠它来创造了。

你知道吗？宝宝可是位哲学家！

千万不要小看你的宝宝，他并不是只会吃吃睡睡、哭哭闹闹，其实，人家可善于动脑啦！

首先，他将从生活实践中提炼出一个重要的观念：因果原则。或者说，一件事情的发生会导致另一件事接着发生。

一般来说，宝宝大概会在 4~5 个月时发现这个新大陆。这或许是他在踢床垫的时候，注意到婴儿床在摇晃；或是他撞到或挥动拨浪鼓时，发现它会发出响声。一旦他明白，自己可以重复这些过程时，宝宝就会充满兴趣，不停地尝试。

宝宝很快就会发现，当他把桌子上的东西扔到地上时，你会帮他捡起来。所以，用不了多久，他就会发现一个好玩的游戏（或许你认为这一点儿也不好玩），即故意把东西扔到地上，以便让你捡起来。虽然这有点烦人，但宝宝乐此不疲。因为对宝宝来说，这是他了解因果原则和尝试自己能否影响周围环境的重要途径之一。

温馨提示：请你一定要配合宝宝，给他准备好实验器具，并鼓励他进行研究。但是，你必须确保这些玩具对他来说是安全的。

此阶段宝宝的另一项重要发现是：客体持续存在。

在此之前，宝宝认为，这个世界是由他能看到的东西所组成的。

比如说，当你离开他时，他以为你消失了；当你又回来的时候，你对他来说是一个全新的人。你可以试试，把他的玩具藏起来，他会认为，这个玩具消失了，所以，不会费心费力去寻找它。但是，在宝宝四个月后的某个时刻，他开始意识到，这个世界比他想象的更持久，每天喂他吃奶的妈妈原来是同一个人！沙发上的毛毛熊就是昨天那只。所以，在以后的几个月里，宝宝能够逐渐认识到这一深刻的道理，他会开始玩一个新的游戏——躲猫猫，并且，乐此不疲。

不过，宝宝对于客体持续存在的这一认识是随着年龄的增长而逐步加强的，这个年龄段仅仅是开始。

由于以上两项重大发现，我认为，应该给宝宝们一个尊称：哲学家。

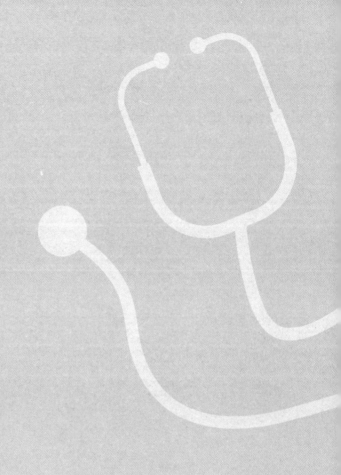

第 4 章

7 ~ 12 个月：科学添加辅食，帮助婴儿安全探索世界

何时添加辅食？先添加什么？

国内外各学术机构对于辅食的定义略有差别，本书采用我国营养学会的定义，即除母乳和（或）配方奶以外的其他各种性状的食物，包括各种天然的固体、液体食物，以及商品化食物。

目前，国际上关于辅食的最佳引入时间有两种观点。

其一，世界卫生组织在 2002 年建议婴幼儿纯母乳喂养至 6 月龄后开始添加辅食，同时继续母乳喂养至 2 岁。我国国家卫健委、营养学会，美国儿科学会和澳大利亚国立健康和医学研究理事会（NHMRC）均支持并采取了这项建议。

其二，中华医学会儿科学分会，欧洲儿科胃肠病、肝病和营养学会（ESPGHAN）与日本厚生劳动省（MHLW）则建议可在 4 ~ 6 月龄开始添加辅食。

一般来说，主流意见是从婴幼儿 6 月龄开始添加，但这并不绝对，根据孩子的实际发育情况，4 ~ 6 月龄开始添加也是可以的。但是，如果由于孩子生长发育好、对辅食有兴趣等，你想要早于 6 月龄添加，请一定要咨询医生。

因为，从 6 月龄开始添加辅食是有道理的。第一，婴儿满 6 月龄后，纯母乳喂养已无法再提供足够的能量和铁、锌、维生素 A 等关键营养素，因而必须在继续母乳喂养的基础上引入各种营养丰富的食物。第二，婴儿满 6 月龄时，胃肠道等消化器官已相对发育完善，可以消化母乳以外的食物。而且，这个时期，婴儿的口腔运动功能，味觉、嗅觉、触觉等感知觉，以及心理、认知和行为能力也已准备好接受新的食物。所以，此时开始添加辅食，不仅能满足婴儿的营养需求，也能满足其心理需求，并促进其感知觉、心理及认知和行为能力的发展。

过早添加辅食，婴儿的消化系统还不成熟，可能引发胃肠不适，进而导致喂养困难或增加感染、过敏等风险，还可能因进食时的不愉快经历，影响婴幼儿长期的进食行为；过晚添加辅食，则增加婴幼儿蛋白质、铁、锌、碘、维生素 A 等缺乏的风险，进而导致营养不良及缺铁性贫血等各种营养缺乏性疾病，而且，也可能引起喂养困难，增加食物过敏风险等。

各国的喂养指南都建议：首先添加的辅食种类应是富含铁的食物。

其中，我国营养学会和澳大利亚国立健康和医学研究理事会的指南中建议：首次添加的辅食应为强化铁的谷物和肉泥等富含铁的泥糊状食物。做出这种推荐的原因在于，6 月龄婴儿最容易出现缺铁性贫血，母乳不能为其提供充足的铁元素，需要添加富含铁的辅食来补充铁的不足，预防缺铁性贫血。

我们常将强化铁的米糊作为首先添加的辅食，不过，这并不是唯一的选项。其他的糊状食物，如肉泥，只要富含铁元素，也可以首先添加。

如何添加辅食？可以这样做

中国营养学会曾于 2016 年在《临床儿科杂志》上发表了《7 ~ 24 月龄[①] 婴幼儿喂养指南》，该文对婴幼儿辅食添加进行了详细说明，根据这份指南，结合我们的实践经验，分年龄段聊聊如何添加辅食这一问题。

7～9 月龄

通常在宝宝满 6 个月时开始添加辅食，7 ~ 9 月龄是辅食添加的开始阶段，这个阶段的主要目标是让宝宝适应新的食物并逐渐增加进食量。

一定要循序渐进。具体的操作方法是：第一次添加米糊等糊状食物时，先进行母乳喂养，待宝宝半饱后给他喂 1 小勺，这就够了，然后根据需要再喂奶，一天可以尝试 1 ~ 2 次。如果宝宝接受，第 2 天，进食量、进食次数可稍增加。添加第一种辅食 2 ~ 3 天后，如宝宝适应良好，可再引入另一种新食物，蛋黄泥、肉泥、蔬菜泥等泥糊状食物都可以。在宝宝适应多种食物后，还可以把几种食物混合起来，如米粉拌蛋黄、肉泥蛋羹等。

---

① 这里的 7 ~ 24 月龄是指满 6 月龄（出生 180 天）后至 2 周岁（24 月龄）内。

刚开始用小勺喂养时，宝宝可能只会舔吮，甚至用舌头将食物推出去或吐出去。这是由于宝宝的进食技能不足，还需要学习，是正常现象，别着急，慢慢来。有些家长急于求成，看到宝宝不吃，就将小勺粗暴地直接塞进宝宝嘴里，或趁宝宝不注意时一下子喂进他的嘴里，千万不要这样做，这会给宝宝带来不良的进食体验，以后将会很麻烦。请记住，添加辅食应该是愉快的，你可以用小勺舀起少量米糊放在婴儿一侧嘴角让其吮舔。

经过你耐心细致的喂养，宝宝的辅食量将逐渐增加，满 7 月龄时，多数宝宝的辅食喂养可以成为单独一餐，随后过渡到辅食喂养与哺乳间隔的模式。每天母乳喂养 4 ~ 6 次，辅食喂养 2 ~ 3 次。

添加辅食的同时也要保障母乳的进食量。7 ~ 9 月龄宝宝每天的母乳进食量不应低于 600 mL，每天应保证母乳喂养不少于 4 次。在保持足够母乳进食量的情况下，逐渐达到每天 1 个蛋黄（或鸡蛋）和 50 g 肉禽鱼，如宝宝对蛋黄（或鸡蛋）过敏，可以予以肉类 30 g 以替代鸡蛋。谷物类、蔬菜、水果的添加量根据婴儿的需要而定。

宝宝进食技能的培养应从小抓起，所以，辅食的质地要从刚开始的泥糊状逐渐过渡到 9 月龄时带有小颗粒的厚粥、烂面、肉末、碎菜等。还可以让宝宝练习用杯子喝水。

10 ~ 12 月龄

在前一阶段，宝宝已经尝试并适应了多种食物，现在，我们应继续增加食物品种，并且增加食物的稠厚度和粗糙度，并注重培养宝宝的进食兴趣。

生活要有规律，应合理安排好宝宝的睡眠、进食和活动时间，每天哺乳 3 ~ 4 次，辅食喂养 2 ~ 次。辅食喂养时间建议安排在家人进餐的同时或相近时，逐渐达到与家人同时进食一日三餐，并在早餐和午餐、午餐和晚餐之间，以及临睡前各加餐 1 次。

奶量仍应保持在每天 600 mL；动物性食物是优质蛋白质的来源，很重要，要保证足量摄入，即每天 1 个鸡蛋加 50 g 肉禽鱼；另外，也应摄入一些谷物类；蔬菜、水果的量以婴儿需要而定。

引入多种多样的新食物，特别是不同种类的蔬菜、水果，以增加宝宝对不同食物口味和质地的体会，减少将来挑食、偏食的风险。

继续培养宝宝的进食技能，此阶段的辅食应带有一些小颗粒，并可尝试增加块状的食物。可以准备一些便于用手抓捏的"手抓食物"，如香蕉块、煮熟的土豆块和胡萝卜块、馒头、面包片、切片的水果蔬菜及撕碎的鸡肉等，鼓励宝宝尝试自喂。通常在 10 月龄时尝试香蕉、土豆等比较软的手抓食物，12 月龄时可以尝试黄瓜条、苹果片等较硬的块状食物。到了 12 月龄时，宝宝应该习惯于用杯子喝东西，断奶瓶，能够用勺子和手自己给自己喂食。

13 ～ 24 月龄

这个阶段的孩子应主要学习自主进食，也就是学会自己吃饭，并逐渐适应家庭的日常饮食。

孩子的奶量应维持每天约 500 mL，再加 1 个鸡蛋及 50 ～ 75 g 肉禽鱼，每天 50 ～ 100 g 谷物类，蔬菜、水果的量仍然以孩子的需要而定。

满 12 月龄后应让孩子与家人一起进餐，在继续提供辅食的同时，鼓励孩子尝试家庭食物，并逐渐过渡到与家人一起进食。

要鼓励孩子自主进食，18 月龄时，他们应该能够比较熟练地使用勺子吃饭；当然，自己吃饭也需要学习，小孩子的自主进食技能还比较差，所以现场往往一片狼藉。对此，家长一定要理解与宽容，如果你坚持让孩子自己吃饭，不过度干涉，当他到了 2 岁时，进食现场杯盘狼藉的现象或许就能得到改变。

国外流行的 BLW 辅食添加法，靠谱吗？

BLW，是 Baby-Led Weaning 的缩写，翻译过来就是"婴儿主导换乳的辅食添加方法"。

这一方法的要点是：出生后最好先采用纯母乳喂养；到大约 6 月龄时，由父母提供条、块状食物并由婴儿自己选择进食；建议婴儿与家庭成员同时进餐，吃相同的食物；母乳喂养应持续到婴儿选择完全离断母乳的时候。整个过程由婴儿主导，故命名为"婴儿主导换乳"。

关于 BLW，有几个问题，我们需要展开进行说明。

怎么开始？

（1）选择 BLW 的母亲一般从 6 月龄开始添加辅食。

（2）健康的宝宝通常能在 6 月龄左右形成自我取食能力，可在无帮助或少许帮助下坐稳并自己抓取物品。

（3）在能够自取食物并放进嘴后，宝宝还需要适宜的口腔运动以咀嚼食物。可以给他准备软且细腻、可抓取的食物（如土豆等）。

（4）被噎住的风险确实存在，所以家长的监管很重要。

如何进行?

（1）要准备适于 BLW 的食物。通常采用整块的软食物，如蒸或煮的南瓜、土豆、花菜、胡萝卜、香蕉等。

（2）父母在 BLW 早期可能担心婴儿吃得太少、吃不饱。事实上，宝宝的学习能力很强，很快就能熟练、愉快、健康地进食了。

（3）父母的过度干预往往是宝宝不能自主进食的原因。

（4）从安全的角度来说，宝宝进食过程中必须有成年人看护，以免被噎。

对于 BLW，父母最担心的风险是噎。噎常发生在吃硬食物（如苹果、香肠块等）和进食不专心时。不少宝宝能独立解决，他们能通过咳嗽将食物吐出。即使如此，父母也应非常小心才行。

（5）BLW 的缺点是增加了铁缺乏的风险。6 月龄是婴儿添加富含铁辅食的时期。采用 BLW 的婴儿无法吃到半流质的强化铁婴儿米糊，所以会增加铁缺乏的风险。

总结

（1）BLW 这一方式有很多优点，如更健康、婴儿更喜欢、避免过量进食及肥胖等。

（2）主要弊端在于，这种方式增加了噎、铁缺乏和总食物量摄入不足的风险。

国外有不少父母已经接受了 BLW，但对于我们来说，这仍是一种比较前卫的喂养方法，虽然，早在 2015 年，学术期刊《中国儿童保健杂志》就曾刊文对其做出了详细的介绍，但这一方法能否被中国的家长所接受，目前仍难以预计。无论如何，他山之石，可以攻玉，看看别人，再想想自己，家长们或许也会有所反思。

母乳喂养，应持续到什么时候？

这个问题有标准答案。

世界卫生组织推荐，纯母乳喂养至 6 月龄，添加辅食，继续母乳喂养到 2 岁。

美国儿科学会推荐，纯母乳喂养至 6 月龄，添加辅食，继续母乳喂养到至少 1 岁。

网络上流行着这样一种言论：母乳在婴儿 6 个月或 8 个月后就没有营养了，该停止母乳喂养。这是不折不扣的谣言。母乳是宝宝最好的食物，配方奶只是依照母乳的成分来对牛奶或羊奶进行改造，力求相似，但在现有的科学技术条件下，这种改造只能做到尽量接近母乳，不可能一模一样，"高仿"而已。

随之而来的还有母乳检测，就是取一点母乳，放在仪器中测一下，检测里面含有多少蛋白质、多少碳水、多少脂肪，甚至各种矿物质元素，都能测一测。从技术上看，这不难，毕竟，牛奶都可以测，母乳当然也可以了。

但这种检测没有意义。

一方面，即使母亲的营养状况欠佳，母乳的质量也是有保障的。只有当其膳食中的营养素长期不足，母体营养素的贮备消耗殆尽时，才会对母乳成分造成不利影响。当然，即使如此，哺乳期妈妈也应该摄入充足、合理的各种营养素，因为我们不能把目标定在"合格"，而应尽量"优秀"。

另一方面，母乳中的各种营养成分是动态变化的。母乳与一罐配方奶完全不同。一罐配方奶，你今天兑的与昨天兑的相比，其营养成分一模一样，因为它是均匀混合的。但宝宝今天吃的母乳，与昨天吃的就不一样！妈妈今天吃了榴梿，母乳或许就有一股榴梿味儿；昨天吃了大蒜，那就是一股大蒜味儿。母亲的饮食变化，会影响到母乳的成分，但是，这一点儿变化，一般不足以对婴儿的生长发育产生明显影响。不仅每天的母乳不同，就是每一餐，也是不同的。刚开始吃的那部分，叫作前奶，蛋白质含量高，脂肪含量少；后面的，叫作后奶，营养成分反过来了，蛋白质含量少，脂肪含量高。这么变来变去的，怎么测得准？

所以，对于母乳喂养这一问题，无须过度纠结，只要条件许可，那就吃母乳；如果确实因工作等原因不能母乳喂养，可退而求其次，选择配方奶喂养。

如何判断宝宝对奶粉过敏？如果过敏，怎么办？

对牛奶蛋白过敏的孩子应严格回避牛奶蛋白，如果不能进行母乳喂养，只能吃配方奶的话，也必须选用水解蛋白奶粉或氨基酸奶粉。但是，如何判断孩子是否对牛奶蛋白过敏呢？

有一种常见的检查叫作过敏原测试，相信大家都听说过。这个检查做起来也简单，大概就是弄一些常见的过敏原在皮肤上，再观察皮肤是否出现发红、硬结等过敏反应的表现。结果如为阳性，表明孩子可能对该过敏原存在过敏反应，不过，请注意，仅仅是可能，因为假阳性很多！结果如为阴性，那准确率就高多了，很可能孩子对该过敏原并不过敏。所以，过敏原测试并不是完全准确的，其结果仅仅具有参考价值。

诊断牛奶蛋白过敏的金标准是在医生的监督下进行口服食物激发试验。这个试验比较麻烦，具体的操作步骤是：先完全回避可能会导致过敏的食物 2 ~ 8 周，再进行激发试验或重新引入该食物，观察孩子是否再次出现既往症状，如果出现即为阳性，说明孩子确实对该食物过敏。显而易见，这种方法有一定风险，如有必要，请在医生的指导与监督下进行。

必须提醒大家的是，如果孩子进食配方奶后出现怀疑为过敏的各种表现，则应该考虑到牛奶过敏这一问题并予以警惕；如果孩子的一级亲属（父、母、兄弟姐妹）存在湿疹、哮喘、食物过敏等过敏相关疾病，则更需小心。

如果孩子被诊断为牛奶蛋白过敏，请一定严格回避牛奶及其制品！针对牛奶蛋白过敏的孩子，出于医学用途，开发出了水解蛋白奶粉。这是采用某些技术手段分解牛奶蛋白，将蛋白质分解为氨基酸及少量肽链的奶粉，可以大大减少过敏概率；如果分解得非常彻底，将牛奶中的蛋白质完全分解为氨基酸，则称为氨基酸奶粉。

以拼搭玩具为例，一个个单独的零件，可比作氨基酸；拼装完成的，可视为蛋白质；半成品，即为肽链。牛奶中的蛋白质分解得越彻底，则导致过敏的概率越低，按照过敏概率由低到高排个序的话，为：氨基酸奶粉＜水解蛋白奶粉＜部分水解蛋白奶粉＜普通奶粉。已经被诊断为牛奶蛋白过敏的孩子应该使用前两种——氨基酸奶粉与水解蛋白奶粉。

大多数孩子随着年龄的增长，可以逐步耐受牛奶蛋白，所以他们最终能够转换为使用普通奶粉。通常情况下，牛奶蛋白过敏的孩子应回避牛奶蛋白 6 个月或至 9 ~ 12 月龄，具体时间由医生决定。然后，在严密观察下试用普通奶粉，如无过敏症状，可逐步予以转换。

植物奶，是良好选择吗?

当前，关于植物奶的宣传铺天盖地。那么，植物奶真的好吗?

先给出明确的结论：从营养上看，植物奶不如牛奶。

牛奶的优势是含有丰富的优质蛋白质与钙。每 100 mL 牛奶中含有蛋白质的量一般为 3 g 左右，钙含量为 100 ~ 120 mg。

植物奶中的蛋白质含量通常并不高，常见的植物奶有燕麦奶、豆奶、坚果奶等。其中，燕麦奶、坚果奶的蛋白质含量远不及牛奶，多为牛奶的一半甚至更低；豆奶的蛋白质含量稍高，某些产品甚至能与牛奶持平。不过，动物性食物，如肉、蛋、奶，其中的蛋白质为优质蛋白质，而植物性食物中的蛋白质，其质量不如动物性食物，即使是豆奶，其蛋白质的质量与牛奶相比也略为逊色。

钙的充分摄入，主要依靠奶及奶制品，植物奶本身钙含量很低，如果用植物奶替代牛奶，应选择强化钙的植物奶。

正因为植物奶相对于牛奶而言在营养成分上存在明显的劣势，所以，循证医学数据库 UpToDate 明确指出：对于幼儿和学龄前儿童（<5岁），不应将植物性饮料（如大豆奶、燕麦奶或杏仁奶）作为能量和蛋白质的主要来源。

某些特殊情况，如孩子完全不能耐受动物奶，应咨询医生或营养师进行特殊膳食的指导。

另外，市面上也有某些植物奶产品对蛋白质、钙及其他营养素进行了强化，其实，它们应该被看作"以植物奶为原奶制作的配方奶"，如有需要，可咨询医生或营养师后选用。

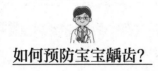

如何预防宝宝龋齿？

第四次全国口腔健康流行病学调查显示，儿童口腔健康现状很不乐观，特别是龋齿，儿童患病率呈上升趋势。每 10 名 5 岁的孩子之中就有 7 名存在龋齿！

预防龋齿，从宝宝长出第一颗牙起，就要注意了。

认识龋齿

如何预防龋齿？让我们先看看牙齿的结构（图 9）。

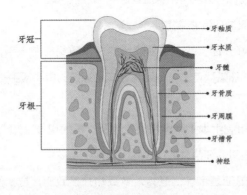

图 9　牙齿的结构

如图9所示，大部分牙齿其实深埋于骨头之中，只有一小截露了出来。露在外面的部分，其表面有一层白色的牙釉质，它是人体最坚硬的物质。

牙釉质内浅黄色部分为牙本质，牙本质与骨骼类似，但含钙量更高，所以比骨骼要坚硬些。

最里面为牙髓腔，血管、神经都分布于其中。

别看牙釉质最为坚固，在细菌的长期侵蚀下，也会溃于蚁穴，一旦表面的牙釉质被破坏，牙本质就更容易被细菌所攻击，严重时，细菌可穿透牙本质，直达牙髓腔，导致牙髓炎及根尖周脓肿，这就必须要做根管治疗甚至拔掉牙齿。

不过，龋齿的害处可不仅于此。这些破坏我们牙齿的坏细菌们并不会满足于嘴巴这个小天地，世界这么大，它想去看看。它们可以通过牙髓腔或其他途径进入血液，随着血流四处漂泊，导致菌血症。这些细菌最爱居住在人体的心脏瓣膜处，当它们随着血液到达此处后，就会千方百计地定居于此，并生儿育女，繁衍后代，从而引起一种较为严重的疾病，感染性心内膜炎，最终还可能导致脑脓肿、肺脓肿等。

而且，口腔健康与全身健康是息息相关的，长期口腔健康不良可增加成年人冠状动脉疾病和脑血管疾病的发生风险。

因此，保护牙齿非常重要。

要保护好牙齿，就必须从龋齿的根本致病机制入手，釜底抽薪。而导致龋齿的罪魁祸首，一是细菌，二是细菌的重要帮手——糖！

1. 细菌

健康的口腔中本来就存在大量细菌。顺便说个冷知识，你知不知道，我们嘴巴里的细菌，其实比肛门里面还要多！

口腔中的细菌虽多，但其大多数却并不致病，与我们友好相处。导致龋齿的，是坏细菌，不是好细菌，特别是一种叫作变异链球菌的坏细菌。变异链球菌能够产生酸性物质，用酸来腐蚀牙齿。而且，它可在人与人之间传播，婴儿常常因接触母亲的唾液而受到感染。

因此，妈妈千万不要口对口喂宝宝，也不能用嘴把宝宝的食物吹凉后喂食。

我提倡分餐制，或者使用公筷。分餐不仅能预防变异链球菌的传播，还能预防幽门螺杆菌感染。

2. 糖

这里讲的糖，是广义上的糖，指碳水化合物，它的摄入对龋齿的产生有重要影响。

其实，考古学家早已发现，旧石器时代的人类化石，其牙齿几乎没有龋齿这一现象；随着农业的出现，人类的食物开始以粮食（碳水化合物）为主，龋齿的发病率也越来越高。

狭义的糖，一般指单糖或双糖，如葡萄糖、果糖、蔗糖等，它们对牙齿的害处更大。糖的结构式见图 10。

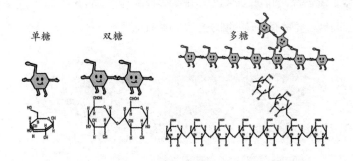

图 10　糖的结构式

如图 10 所示，粮食类，如米、面，其中的碳水化合物主要是淀粉（淀粉可以大致理解为手牵手、连成一串的糖），它对牙齿的危害相对较小；如果还要吃糖（单糖、双糖），就更容易造成龋齿了。

变异链球菌等细菌，可以利用糖分以产生一种叫作胞外多糖的东西，使自己牢牢黏附于牙齿表面，慢慢搞破坏。这能不伤害牙齿吗？

预防龋齿

预防龋齿的方法大致有以下几条。

1. 少吃糖

人体需要摄入一定的碳水化合物，我们日常食用的主食，如米、面，其营养成分主要是碳水化合物。不过，它们虽然是广义上的糖，却是一个个单糖手拉手连在一起的，需要人体进行消化、分解后才能被利用，它们对牙齿的危害相对较小；而糖果、果汁等食物中含有的是单糖或双糖，它们对牙齿的危害很大。

2. 好好刷牙

利用机械冲刷将细菌清洗掉。孩子出第一颗牙后就应该开始刷牙，出牙前也需要清洁口腔，可以使用指套牙刷、纱布等。

而且，要掌握正确的刷牙方法（图 11）。

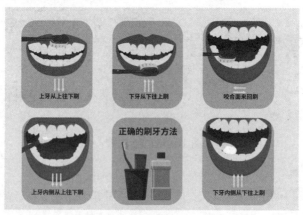

图 11 正确的刷牙方法

较大的儿童还可以使用牙线加强清洁。

3. 使用含氟牙膏

氟能与牙本质中的磷灰石晶体形成复合物，从而增加整个结构的强度；氟化物还可以促进龋齿病损的再矿化，同时有抑菌作用。

每日使用 2 ~ 3 次含氟牙膏刷牙可有效地将氟化物送至牙菌斑表面。美国儿科学会、美国牙医协会（ADA）都推荐儿童使用含氟牙膏。

不过，家长们担心的是，儿童使用含氟牙膏，安全吗？

这个担心并不是多余的，确实，如果氟过量，可能导致中毒。依据我国的新标准，儿童牙膏含氟标准为 0.05% ~ 0.11%。合格的儿童含氟牙膏，其氟含量应在这一范围内；而且，我国幅员辽阔，部分地区水、土壤中的氟含量本身较高，可能不适合使用含氟牙膏，具体请咨询当地牙医。

4. 进行窝沟封闭

世界卫生组织向全世界儿童推荐窝沟封闭以预防龋齿，它对于预防龋齿的有效率能够达到 90% 以上。

因为牙齿上有一道"沟"，如图 12 所示。

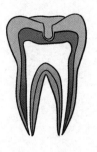

图 12 窝沟

显而易见，里面可能留有食物残渣，会滋生细菌。所以，应用高科技材料把这道"沟"封闭起来（图13），就好多啦。

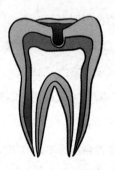

图 13 窝沟封闭

窝沟封闭的最佳时机为牙齿完全萌出，且尚未发生龋坏的时候。

一般孩子6岁开始长恒磨牙，每完全长出一颗，需及时进行窝沟封闭，随长随做。其实乳牙也能做，孩子3～4岁时，可对乳磨牙进行窝沟封闭。

需要注意的是，窝沟封闭术后3～6个月应该复查，如果封闭物脱落，可予以修补。

宝宝有红屁屁，怎么办？

红屁屁的宝宝很多，其中最常见的原因是尿布性皮炎。不过，除此以外，特应性皮炎、脂溢性皮炎、银屑病、先天性梅毒等，都可以引起相似的症状，所以，如有任何怀疑，请及时就医。

我们主要聊聊尿布性皮炎。

顾名思义，尿布就是造成尿布性皮炎的罪魁祸首。一方面，宝宝的小屁屁很娇嫩；另一方面，穿上纸尿裤后潮湿、摩擦等，都是致病因素。

如果宝宝患上尿布性皮炎，最重要的治疗方法是：勤换尿布，勤清洗！当然，对于严重或顽固性的尿布性皮炎，需要看医生后再用药。

有两点误区必须提出来说一说，我估计很多家长都踩坑了。

（1）有人认为，使用一次性尿布的宝宝更容易患上尿布性皮炎，而传统的布尿片更好，但目前的医学研究并不支持这一观点。

（2）不少老年人依靠经验认为，涂抹紫草油可以治疗宝宝的尿布性皮炎，但这一方法并没有得到医学界的认可，不建议使用。

要预防尿布性皮炎，最好的办法也是勤换尿布。而且应该经常用清洁的布和水来清洗宝宝的小屁屁，但无须每次都用香皂或其他清洁剂来过度清洁。

宝宝注意力开始萌芽，你该这样做

宝宝小时候都是很可爱的，不过长大后就讨人嫌了，特别是在辅导小学生写作业时，亲妈也会秒变"怪兽"。短短的几行字，很快就能写完的，可他一会儿要喝水，一会儿拿着笔玩，一会儿又看看窗外，总之就是——不专注！

为什么他会不专注呢？这需要你先学习一下儿童的注意力发展规律及家长的常见误区。

所谓注意，是指人的心理活动集中于一定的人或物。我们要认识某事物，学习新东西，就必须先注意它。注意分为两种类型，一是无意注意，二是有意注意。

所谓无意注意，顾名思义，无意之间就注意到了，"采菊东篱下，悠然见南山"，即是如此。婴儿期已经有了无意注意，例如，当妈妈和孩子爸爸交谈时，孩子可能会注意到家长正在对话，并对着家长咧嘴一笑。随着年龄的增长，孩子的注意时间会逐渐延长，18月龄的孩子，对于自己感兴趣的事物，他能注意 5 ~ 8 分钟，2 岁时能达到 10 ~ 12分钟，3 岁时或许能达到 20 分钟。3 岁时，孩子可出现有意注意，即主动将注意力集中于某事物，主动观察其变化。

总的来说，幼儿注意力的集中时间较短，所以，无论是玩游戏还是亲子阅读，他都只能坚持那么一小会儿，这是由孩子的生理特点所决定的，你应尊重客观规律，不要强迫孩子必须读完一本书或完成一个游戏。

在孩子注意力的发展过程中，父母一定要做到两点：一是依据宝宝不同年龄时的注意力发展情况来安排游戏时长；二是当宝宝正全神贯注地玩耍时，请不要打扰他，因为这会让人家很烦。

你知道吗？宝宝是位科学家！

6～7个月的宝宝对待玩具或其他物品的方式往往是扔、敲打、挥舞甚至咬。我们应对宝宝的这种破坏行为保持淡定，而且，千万不要小看这些动作，因为这是宝宝在探索世界哩。宝宝在仔细观察与反复实践后会发现，什么是形状，什么是大小，质地是柔软还是坚硬，是粗糙还是光滑。

宝宝还喜欢用嘴来进行探索，他把自己能拿到的一切东西都往嘴里放，当然，这会让宝宝有所收获，通过这种探索，他将明白，有些东西是可以吃的，但也有一些东西不好吃。

或许你认为，宝宝在地上爬来爬去、东翻西找，还把什么都放进嘴里，这不卫生，有细菌！其实，我们不应过度紧张，因为我们本来就是生活在一个充满细菌的环境中，让孩子适当接触细菌，对他有好处。

宝宝的这些行为，像不像一位优秀的科学家呢？作为父母，你需要做的是，在确保宝宝安全的前提下，放手让他去探索这个世界。

大人一离开宝宝就哭？应对宝宝的分离焦虑

6 ~ 8 个月的宝宝会出现一种现象，叫作"认生"。在宝宝两三个月大的时候，谁都可以抱他，但现在不行了，当看到陌生人靠近，他可能会感到紧张，有的宝宝还会躲起来甚至哭泣，这些都是正常现象，说明宝宝开始能够区分熟悉的人和不熟悉的人。因此，大约在同一时期，他会对你的离开感到痛苦或恐惧，这就是分离焦虑的开始。一旦发现你离开，宝宝就会哭，甚至尖叫，特别是在晚上。

正常情况下，分离焦虑会逐渐加重，一般在宝宝 15 个月时达到顶峰，然后在持续数月的时间内慢慢消退。与孩子发育中的其他多种生理现象一样，分离焦虑也存在个体差异，有些宝宝对父母有着强烈的依恋，他的分离焦虑可能更早发生，不过，也往往会更快地度过。在这一时期，你一定要尽全力展示出对宝宝的爱，这对于他情感的健康发展非常重要。

当然，你不可能一直陪在宝宝身边，有时你不得不离开他，或许是因为你要工作，或许是要出门买点东西。为了避免宝宝哭闹，不少妈妈会采取"悄悄离开"的方法，但我强烈建议你不要这样做，因为你的宝宝并不知道也不理解你为何会突然消失，他会感到害怕与担忧，怕你再一次突然消失。因此，宝宝会变得更加黏人，在你看来，他的分离焦虑越来越严重。所以，你应该给宝宝一个明确的预期，在你必须要离开他的时候，明明白白地告诉他："妈妈去上班，今天下午就回来。"或许你认为他听不懂，但也要告诉他。而且，当你回来的时候，请热情地问候他。宝宝将会明白，你很爱他，一定会回来的，他会感到更加安全。

如何跟宝宝玩？亲子互动这样做

上一章我们讲过了，宝宝很喜欢玩躲猫猫游戏，方法很简单，只需要你用双手捂住脸，然后突然拿开，就能逗得宝宝哈哈大笑。随着宝宝的成长，你还能加大游戏难度，如玩藏东西。8个月左右的宝宝，你可以当着他的面把玩具藏在被子下面，然后让他去找，你将看到，宝宝掀开被子，在下面寻找玩具，找到后他会非常高兴。到了宝宝10个月左右时，你还能不当着宝宝的面把玩具藏起来，然后让他找，当然，你得露出点小尾巴，否则对于宝宝来说难度太大了。

照镜子也是个好玩的游戏。8 ~ 9个月时，宝宝会很喜欢照镜子，这是他自我意识发展的迹象之一（至于什么是自我意识，后文会详述）。一面大镜子是宝宝很好的玩具，你可以和他一起照镜子，摸摸不同的身体部位，"这是宝宝的鼻子，这是妈妈的鼻子"；或者对着镜子做做鬼脸；或者仅仅让宝宝对着镜子玩也行。

亲子阅读是必须提到的。在6月龄前，亲子阅读往往仅限于你读他听，或者，你读，他似乎在听。但6个月的宝宝也许能够花上几分钟的时间注意一本书，这是一个巨大的进步，标志着宝宝注意力的萌芽。你应该再接再厉，继续坚持，每天在固定的时间（如睡觉前）、固定的地点与宝宝分享书籍，这可以帮助宝宝从小养成阅读的好习惯。当然，宝宝不一定只是看，他可能还会撕，甚至吃掉书。这没关系，但你需要购买合格的童书，避免有毒的油墨，咬不烂、撕不破的布书也是个好选择。书籍对于宝宝来说只是一种玩具，或者是一种美食，虽然后一种看法显得有些不可理喻，但你仍然应该完全同意宝宝的观点。亲子阅读时，宝宝或许会对某一张图片产生兴趣，请你指着它并大声、清晰地说出其名称；而且还可以用你的脸、手和声音来表演图片上的内容。当然，这个要求比较高，不过没关系，通过宝宝对你的训练，相信你会出色地完成这一工作。

你还可以和宝宝这样玩：指着玩具娃娃的眼睛、鼻子和嘴巴，然后大声说出这些身体部位的名称；也可以握住宝宝的手，让他触摸玩具娃娃，触摸你和他自己的眼睛、鼻子和嘴巴，同时说出这些身体部位的名称。慢慢地，宝宝能够记住和识别这些不同的词语，并在语言与自己的身体部位之间建立起关联。而且，你还可以告诉宝宝物品和人的名字，他也会表现出兴趣，并很快懂得哪些词汇是表示某件物品或某个人。然后，教宝宝挥手并说"再见"。宝宝很快会尝试模仿，自己挥手说"再见"，从而建立起肢体动作与口头表达之间的联系。

宝宝会爬了吗？他开始探索世界了

能让自己的身体移动，对宝宝来说是一种很重要的运动技能，毕竟，"世界这么大，我想去看看"。

但是，怎么去？这是个问题。其实，很小的宝宝就会尝试进行爬行了。前面已经讲过，从新生儿期开始，我们就可以经常让宝宝趴一会儿，锻炼他抬头，或许有一天你会发现，宝宝趴着时会试着往前爬，此时，他的四肢力量并不足以支撑住自己的躯体，所以只能将肚子贴在地面上爬行，看起来就像笨拙的小乌龟在爬，我们称之为腹爬。

通常来说，8～9个月时，宝宝的手和膝盖才能承受起自身重量，他可以移动一只手臂和另一侧的膝盖让身体前进，并交叉进行，这被我们称为经典的爬行样式。

不过，也有宝宝用其他的姿势爬行，如熊爬，看起来像典型的爬行，但宝宝的胳膊肘和膝盖是挺直的，像熊一样。

爬行能锻炼宝宝的力量，而且对于胸廓、心肺的发育都很有好处。更重要的是，学会爬行后，宝宝就能自己去探险，去征服新世界。他会像"鬼子进村"一样在家里翻箱倒柜，洗劫他能够拿到的任何物品，并对他发现的一切进行细致的科学研究。

当宝宝能够熟练爬行后，可以用被子、箱子等物品给他制造一些障碍，玩"翻山越岭"的游戏，这能让宝宝学会更好地掌控自己的身体。不过，一定要注意安全。

有些宝宝始终不能学会爬行，不过，在学习走之前，他们往往也会采取其他的变通手段来移动自己，如在坐姿下猛烈摇晃身体以移动屁股；或者连续翻身，通过滚动来到达目的地。

宝宝们探索的脚步是难以被阻止的。

你家宝宝有一双巧手吗?

宝宝在 6 ~ 7 个月时，能学会将手上的玩具从一只手交换到另一只手，而且，他还能够一手拿着一个玩具，这些都是宝宝精细运动发育的标志。

不过，此时宝宝的动作还不够精细。他可以抓起一个较大的物体，如一块积木、一个乒乓球，但是，如果想要拿起较小的物体，如一粒葡萄干，一把抓是不行的，需要用拇指和食指拈起来，这一般要到 9 个月时才能做到。

刚开始，宝宝的动作还不够熟练，不过，他会主动进行练习。有时，宝宝的练习行为是破坏性的，如撕纸。一盒纸巾，估计一会儿就会被宝宝撕光。请保持淡定，这没关系，毕竟比昂贵的早教班便宜多了，但实际效果却是差不多的。

如果你不过度干涉宝宝的学习，一般来说，11 月龄的宝宝能够熟练地运用拇指和食指拈起小的物体。

不过，一个人成熟的标志不仅仅是拿得起，还要能放得下。多数宝宝能在 12 月龄时学会有意识地放开物品。

为了提高宝宝的自尊心与自信心，要不断地对他们的学习过程给予积极的反馈，尽量多使用"是的""很好""真棒"来代替"不行""不好""很糟糕"。

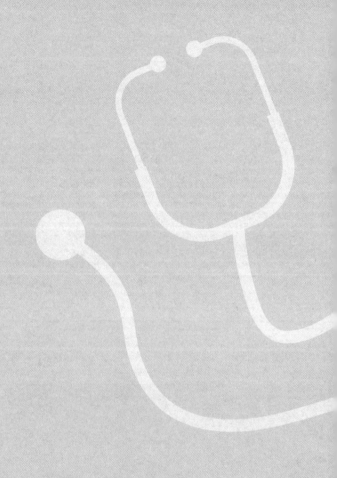

第 5 章

1 ~ 2 岁：培养学步、语言等能力，注重营养补充

宝宝不好好吃饭，怎么办？

有一项诊断叫作"喂养困难"，它是各大医院儿童保健门诊最常见的就诊原因之一，据不同的统计数据，婴幼儿喂养困难的发生率为20% ~ 50%。

不过，"喂养困难"这个词，目前学术上还缺乏统一的定义，通常用来指代常见的各种类型的喂养问题，如进食时间过长、过分挑食、进食时捣乱、缺少与年龄相符的进食技能、需要靠分散注意力才能进食、不能耐受与年龄相应质地的食物等。总之，用一句话概括，就是不能好好吃饭！

宝宝不好好吃饭，十有八九是家长的问题。因为这往往是由家长的喂养行为不当所造成的。

不良喂养方式

有哪些常见的不良喂养方式呢？请对号入座！

1. 妈妈觉得宝宝很饿，所以——得吃！

如果宝宝不想吃东西，一个很可能的原因是：人家根本不饿！如果饿了，自然会吃，宝宝可不傻。

2. 姥姥觉得搞得很脏，所以——得喂！

宝宝刚开始自己进食时，肯定会弄得到处都是，黏糊糊的，甚至，他们还会把食物当玩具来玩！有的家长会说，等他大一点了，再自己吃吧，现在不行，搞得太脏了。不过，仔细想想，如果孩子一直不学习自己吃饭，长大一点，就会了吗？就不会搞脏了吗？学习任何东西都需要一个过程，学习吃饭也一样，请给宝宝一个机会。

还有的家长说，他根本没吃呀，他是在玩！

这就对啦，我们就是要让宝宝玩，不服气吗？

3. 哄着吃、追着喂！

宝宝不想吃饭，那怎么行，得哄！甚至，一边吃饭，一边看电视，或者一边看手机，从小学习一心二用；有些宝宝吃饭的时候喜欢"周游列国"，家长只好拿着饭碗，到处追："乖乖，来，吃一口，就吃一口。哎，真乖！再来一口，就一口……"这样能行吗？

宝宝喂养困难的原因

造成喂养问题的原因中，隔代抚养是主要因素。

老人对孙辈往往非常溺爱、过分关注，使得他们极易采用前面讲的不良喂养方式，从而造成儿童过分依赖成人。因此，有必要让祖辈们掌握科学育儿的知识与方法，不要对孩子的进食过度焦虑，坚决制止强迫进食，培养孩子自主进食的良好习惯。

当然，宝宝不好好吃饭，也有其他的原因，例如：

（1）疾病因素，如消化道畸形、消化道炎症、脑瘫等。

（2）口腔感觉运动功能障碍。有的宝宝口腔运动不协调，容易被呛到，也有的宝宝口腔很敏感，对于口味、冷热、质地是否粗糙等的感觉高于常人，容易出现挑食、拒食。

不过，这些相对比较少见，家长如有怀疑，请及时就医。

宝宝好好吃饭，关键在家长

宝宝天生具有自我调整进食的能力，但是，家长们总是害怕宝宝饿着了，不停地喂食。难道你们没有注意到，宝宝已经很烦了吗，他们在抗议！如果宝宝并不饿，不想吃东西，你们却还不停地喂，这会造成宝宝对自身内在饥饿和饱感信号的反应能力降低，从而会对宝宝的自我进食调节能力造成损害。

有三点喂养秘诀，大家一定要记住：定时、定量、定点。

1. 定时

一日三餐的就餐时间基本固定，当然，较小的宝宝，不一定是三餐，也可以是三餐两点，等等。每一餐的用餐时间也要固定，不超过30分钟，到时收碗，不到下一次就餐时间，不能再吃。

2. 定量

给宝宝准备一个餐盘或餐碗，把他该吃的东西放在里面，注意品种搭配。如果宝宝吃不完盘子里的食物，不要强求。

3. 定点

可以准备一个儿童餐桌椅或别的安全实用的就餐装备，每次就让孩子在那里进餐，养成习惯。不能在吃饭时到处乱跑，跑掉就收碗，下一餐时再吃。

早些年，在儿童保健门诊，医生与家长往往因喂养问题吵得不可开交，医生总是告诉家长要锻炼孩子自己吃饭，但某些家长，特别是老年人对此坚决不接受，他们认为，如果不喂，孩子就吃不饱。

事实并非如此，家长不当的喂养行为才是绝大多数孩子不好好吃饭的根本原因。

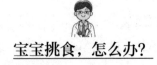

宝宝挑食，怎么办？

挑食原因

为什么宝宝会挑食？可以从两个方面来看：一是先天遗传，二是后天环境。

1. 先天遗传

有的孩子对新事物的本能反应是排斥，所以，他们对待新的食物也是如此。

孩子来到这个世界上时并非一张白纸，而是带着独特的性情来到我们身边的，从发展心理学的角度来说，这种先天禀赋被称为"气质"，后天难以改变。我们应该也只能理解并接受孩子的这种特点，耐心一点，慢慢来。

还有的孩子对于某些食物的气味、口感等难以接受，如香菜、榴梿等。其实我们成年人也是如此，这些食物并非不可替代，所以，不应强人所难。

2. 后天环境

大多数孩子的挑食行为是后天形成的。例如，家长对某些食物表示厌恶，孩子也会有样学样；如果家长强迫孩子进食某些食物，也可能造成孩子的抵触。

解决办法

解决儿童的挑食行为，可以尝试以下几种办法。

（1）每一餐时将一些孩子不愿意吃的食物放在他的盘子里，不要在意孩子吃不吃，孩子不吃也不要干涉，下一餐继续这样做，一般来说，多数孩子在数次到十余次后会尝试吃。

（2）对于孩子不喜欢吃的食物，可予以变换烹调方法或盛放容器的方式，如将蔬菜切碎、做成饺子、用五颜六色的碗来盛放等。

（3）孩子的行为往往是模仿家长的。因此，家长要做到不挑食，避免在孩子面前谈论哪些食物不好吃。

（4）不要过于干涉孩子的进食，请放手，让他们自己来。儿童进食的乐趣不仅仅在于吃，还在于自己动手将食物放进嘴巴；孩子也会选择自己喜欢的食物，家长可以做出表率、可以引导，但不要强求。

（5）不要把孩子喜欢吃的食物作为奖励。比如，有的孩子喜欢吃甜食，不爱吃蔬菜，家长就告诉他先吃了蔬菜才能吃甜食。这种方法是错误的，千万不要这样做。

（6）给予孩子多样化的选择，而不是限制。孩子很可能偏好某一类食物，如甜食、肉类等，可以提供更多的品种让他选择。在孩子的餐盘里面放上各种食物，供他选择，而不能要求他必须吃哪一种食物，这样做往往事与愿违。

宝宝可以吃零食吗？如何挑选零食？

对于一名10岁的小学生来说，当然应该少吃零食。不过，在1～3岁这个年龄段，零食是必需的。因为此阶段的孩子生长发育快、活动量大，需要消耗大量的能量，但他们的胃容量很小，常规的一日三餐并不能保证能量及营养素的充分摄入，所以要吃零食。

当然，零食也应该是定时定量的，才能不影响正餐的进食。通常来说，零食可以安排在两次正餐之间，但这并不绝对，按需而定。

应该选择哪些零食呢？美国儿科学会对此有一些推荐。

（1）水果、蔬菜类。如苹果，香蕉，煮熟的西兰花、胡萝卜，等等。干果也行，如葡萄干、蔓越莓干。

（2）谷物。如全麦面包、麦片等。

（3）奶制品。如奶酪、牛奶等。

（4）优质蛋白质类。除奶及奶制品外，其他富含优质蛋白质的食物还有鱼、煮鸡蛋、豆腐等。

具体选择哪些零食可依据孩子正餐时的进食种类而定，如果孩子正餐时蔬菜摄入不足，则可在零食中多吃蔬菜；若正餐时肉类摄入不足，则零食中可多吃优质蛋白质。

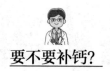

要不要补钙?

聊补钙之前，我们先聊一聊怎么判断孩子是否缺钙。

以下几种情况能确定是缺钙吗？

1. 枕秃

所谓枕秃，就是脑袋后面少了一圈头发。这与缺钙没关系，其实是因为孩子睡觉时动来动去磨掉的。

2. 爱出汗

几乎所有的孩子都爱出汗，这是由儿童的生理特点所决定的。儿童的交感神经张力高，所以爱出汗，随着年龄增长，会逐渐好转。

3. O 型腿、X 型腿

O 型腿与 X 型腿的形成原因：一是生理性，二是病理性。

所谓生理性，用大白话来说，就是正常的生理现象。正常婴儿的双腿本来就呈 O 型，直到 1 岁半 ~ 2 岁，才恢复正常的直线腿型，3 ~ 6 岁又反转成为 X 型腿，7 岁时再次恢复正常腿型，如图 14 所示。

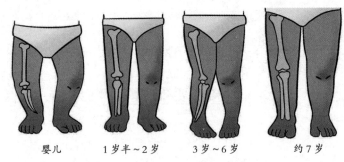

| 婴儿 | 1岁半~2岁 | 3岁~6岁 | 约7岁 |

图 14 O型腿、X型腿的生理发育

而病理性与生理性不同，为疾病所致。常见的疾病是维生素 D 缺乏性佝偻病。维生素 D 缺乏会导致钙的吸收、代谢紊乱，但与缺钙不同，孩子真正缺的是维生素 D。

4. 微量元素检查

用一滴血，甚至头发丝，来检查是否缺钙。

这种检测方式不准确，结果偏差太大，对于判断孩子是否缺钙并没有多大意义。国家卫健委已经两次发出通知，要求严格规范儿童微量元素检查。

5. 抽血查血钙水平

这项检查很具有迷惑性，估计多数人以为，它应该是比较准确的吧？

是的，对于检查血液里面的钙含量，它是可靠的。但是，血钙水平和人体内总的钙含量，是不是成正比呢？

不是！某些情况下，如急性腹泻，钙会随着排泄物排出体外，血钙会降低，但人体的总钙量并不会明显减少，因为丢失的那一点钙与人体总的钙量相比是很少的；即使人体内总的钙含量真的减少了，为了维持正常的生理功能，机体会进行调节，动员骨骼里的钙释放到血液中。

此时，血钙仍可能是正常的，或者略有降低。所以，血钙水平和人体内总的钙含量并不成正比。

6. 骨密度检查

既然钙主要分布于骨骼中，那么，检查骨密度对了解体内钙的含量有没有用呢？

骨密度检查一般是用 X 线或超声来做的。从理论上说，骨骼的含钙量越多，透过的 X 线或超声波就越少。所以，骨密度和骨骼的含钙量存在相关性。对于骨骼已经钙化的成年人，此检查的确有用。但是，由于生长发育，孩子的骨骼基本处于钙化不全的状态。所以，骨密度检查对于判断儿童是否缺钙没有意义，它一般用于 65 岁以上女性筛查骨质疏松。

因此，以上六点，均不能用于证明孩子缺钙。

那该怎么判断孩子是否缺钙呢？

作为父母，我们应该知道，没有哪一项检查是判断孩子是否缺钙的金标准、是完全值得依靠的！正确的方法是医生进行综合判断。其中，很重要的一条依据是孩子吃进去多少钙。不同年龄段的孩子，每天应该摄入不同量的钙，见表 2。

表 2 0~49 岁每日推荐钙摄入量

年龄（岁）	钙（mg）
0 ~ 0.5	200
0.5 ~ 1	250
1 ~ 4	600
4 ~ 7	800
7 ~ 11	1000
11 ~ 14	1200
14 ~ 18	1000
18 ~ 49	800

这些钙从哪儿来？

乳类是钙的最好来源。每 100 mL 牛奶中，含有 80 ~ 120 mg 钙，婴儿的食物以奶为主，通常不会缺钙；较为年长的儿童每天保证 400 ~ 500 mL 牛奶，一定量的奶制品（如奶酪等），再加上其他食物中的钙，一般也不会缺钙；但青春期孩子的钙需求量较大，这一点值得家长注意。总之，要想不缺钙，就得多喝奶！

影响钙吸收和代谢的最主要因素是维生素 D，人体维生素 D 的来源主要是晒太阳，在阳光的作用下，皮肤中的胆固醇可以转化为维生素 D。但现代人很少晒太阳，而且我们也不提倡多晒太阳，毕竟这对皮肤不好，加上日常饮食中维生素 D 的摄入较少。所以，维生素 D 需要常规补充，建议终身服用。

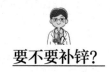

要不要补锌？

儿童缺锌原因

与补钙一样，要判断孩子需不需要补锌，首先应该明确的是，孩子是否缺锌？

造成儿童缺锌的原因通常包括以下几个方面。

1. 摄入不足，没吃进去足够的锌

6个月之内的宝宝，如果纯母乳喂养，一般情况下，母乳可以满足宝宝对于锌的需求；如果是配方奶喂养，配方奶中通常也添加了足够的锌。6个月过后，单纯母乳喂养不能满足宝宝对于锌的需求，应及时添加辅食，那么，有哪些辅食的含锌量比较高呢？

答案是动物性食物。而植物性食物的含锌量较少，吸收也不好。

2. 虽然摄入了锌，但吸收不好

这一般见于腹泻病，特别是长期慢性腹泻。因为锌需要通过肠道进行吸收，拉肚子影响了锌的吸收。而且，身体缺锌时，腹泻的程度会加重、时间会延长，从而进一步加重缺锌，形成恶性循环。腹泻时补锌能打破这一循环，有利于孩子的康复。目前，锌元素对腹泻病的治疗作用已被医学界广泛接受，世界卫生组织推荐儿童腹泻常规补锌以缩短腹泻病病程，改善腹泻病严重程度。

另外，某些药物和罕见的疾病也会影响锌的吸收，但这是少数情

况，具体请咨询医生。

3. 锌丢失过多

这主要是疾病造成的，如反复出血、溶血，大面积烧伤，慢性肾脏疾病，等等。

缺锌的症状

如果孩子疑似缺锌，可以继续看一看他有没有缺锌的症状。具体来说，缺锌会造成以下四种症状。

1. 消化功能减退

孩子食欲缺乏、厌食，甚至出现异食癖。所谓异食癖，就是喜欢吃一些奇奇怪怪的东西，如泥土、纸片等。

2. 生长发育落后

孩子表现为生长迟缓、体格矮小、性发育延迟等。

3. 免疫功能减退

孩子容易出现感冒、腹泻等，或患病后迁延不愈。

4. 智能发育延迟

缺锌可造成脑 DNA 和蛋白质合成障碍，引起智能发育延迟。

但是，以上症状不仅仅见于锌缺乏症，其他疾病也可以造成，家长应提高警惕，如有怀疑，及时就医。

家长如果怀疑孩子缺锌，可以带孩子去做哪些检查呢？

2020 年 3 月发表于学术期刊《儿科药学杂志》的《儿童锌缺乏症临床防治专家共识》指出：目前缺乏简便并能敏感反映人体锌营养状况的实验室指标，锌缺乏症的诊断主要依据锌缺乏的临床表现、实验室检查及锌缺乏高危因素等各方面综合评估。

也就是说，对于孩子是否缺锌这一问题，仅仅凭借抽血检查并不能明确诊断。该共识同时指出：实验室的检测结果易受多种因素影响，如急慢性炎症反应、检测时间点、样本采集和处理的方式等。所以，查血清中锌的浓度并不是诊断锌缺乏症的金标准，需要医生进行综合判断。

不过，如果怀疑孩子缺锌，特别是挑食、不爱吃肉类的孩子，也可以进行补充。毕竟锌的毒性很低，一般不会出现不良反应，但请在医生的指导下使用，长期摄入高剂量的锌可能导致铜的缺乏。

关于补硒，请你先了解

20 世纪 30 年代，黑龙江省克山县西城镇光荣村。

村里很多人突发奇病，患者诉"心里难受"，并且出现口吐黄水、手脚发凉、全身水肿等表现，很快死亡。当时全村共有两百多人，在短短 2 个月的时间内，死亡人数激增。孩子同样躲不过，不过症状一般要缓和一些，呈亚急性起病，表现为咳嗽、气急、精神萎靡、呕吐、头晕等症状，死亡率仍然极高。当地人给了这种怪病一个准确的称谓——快当病。

"东头死人未抬走，西边哭声又传来；尸坟交错遍山岗，家家悲痛葬亲人"是当时对于这种疾病的描述，几十年过去了，仍在当地村民中口耳相传。后来，这种疾病被医学界正式命名为克山病。

不仅仅在黑龙江省克山县，后来发现，克山病还分布于我国吉林、辽宁、河北、内蒙古、山西、山东、河南、陕西、甘肃、四川、重庆、贵州、云南、西藏和湖北等 15 个省、自治区、直辖市。

进一步的研究发现，这种疾病主要侵犯人的心脏，造成心脏扩大，心脏壁变薄，从而引起急慢性心功能不全和各种类型的心律不齐，重症患者可出现猝死。但是，又是什么原因造成了患者心脏的病变呢？当时的医学界对此有着各种学说，但都不能令人满意。

一筹莫展之时，一位医学大咖出现了。

于维汉，1922年1月28日出生于美丽的海滨城市大连，父母都出身书香名门，祖上为清同治四年二甲进士，家中建有读书房。于维汉在浓郁的读书氛围中慢慢长大，上学后成绩优秀，仅读了四年中学就考取了伪满洲国满洲医科大学。1945年，23岁的于维汉从满洲医科大学毕业，又进入大连医学院攻读博士学位；1949年，年仅27岁的于维汉担任哈尔滨医科大学附属医院内科主任；1953年，哈尔滨医科大学派于维汉副教授参与克山病的救治与研究。

于维汉亲身踏入黑龙江省北部克山病发病重灾区后，在德都小六组村，他看到一个小女孩，这个孩子有些水肿，检查有蛋白尿与轻度血尿，很像肾脏疾病。当地医生却说，这就是克山病。当时，虽然知道这是克山病，但不知该如何治疗。两小时后，小女孩死亡。经尸检解剖，于维汉看到了扩大的心脏。

之后，又接连不断地诊治了多例这样的患者，但几乎都在诊断后两个多小时死去，所有人都束手无策。

1964年，于维汉在富裕县建起了克山病防治观测站，同年，哈尔滨医科大学创建克山病研究室。于维汉对1.6万人做了22年的综合性研究，并系统地诊治了600名各型克山病患者，主持500多例死亡患者解剖，做了500次动物实验后，提出了"营养缺乏"学说，而缺乏的营养素就是硒。

当然，现在我们已经知道，硒与克山病具有高度相关性，但仍然不是根本病因，或许还需要很长一段路，我们才能真正攻克这一难题。但是，目前可以明确的是，补充硒元素能够有效预防克山病的发生。由于这一重大贡献，1997年，于维汉被评为中国工程院院士。

现在，让我们聊聊硒这种化学元素。1817 年，瑞典科学家贝采利乌斯（Berzelius）首次发现了硒。在此后相当长的时间里，硒一直被视为有毒元素。直至 1957 年，科学家施瓦茨（Schwarz）和弗尔茨（Foltz）证明，硒是动物必需的微量元素。1973 年，科学家罗卡尔克（Rotruck）发现，硒是谷胱甘肽过氧化物酶的必要活性组分。因此，硒被证实为人体必需的微量元素。

可惜的是，我国是世界上硒缺乏范围最广、缺硒程度最严重的国家之一。

不过，近 10 年来，克山病的发病率已经很低了，这归功于全国加强的病区补硒，所以，我们无须对此问题过度担忧。

谷物中的硒含量取决于土壤，而海产品，动物的肝、肾，肉类都是硒的良好来源，多吃这些食物，一般不会出现硒的缺乏。

人体比较容易缺乏的几种矿物质钙、铁、锌、硒，我们已经讲完了，其中，儿童最容易缺乏的是铁元素，关于缺铁，请查阅本书第 3 章。

户外活动，出门请做好驱蚊准备

蚊子很讨厌，被它咬了后不仅会长出一个大包，而且，它还能传播多种疾病，如疟疾、流行性乙型脑炎、登革热、黄热病等。所以，驱蚊防蚊很重要。

如果在室内，纱窗、蚊帐当然是最好的防蚊物品。但是，随着宝宝长大，户外活动逐渐增多，在户外怎么驱蚊防蚊？一般来说，是使用驱蚊剂。被美国环保署注册认证，可以用在皮肤上的驱蚊产品有七种，其中，美国儿科学会仅推荐两种可用于儿童，一是避蚊胺，二是派卡瑞丁。

以下，我分别介绍几种常见的驱蚊产品。

1. 避蚊胺

化学名：待乙妥。这是比较常用且相对安全的一种驱蚊剂，效力持续时间最长可达 12 小时，但给太小的孩子使用时也要注意。

美国儿科学会指出，不要给 2 个月以下的婴幼儿使用含有避蚊胺的产品。2 个月 ~ 12 岁的儿童，推荐使用浓度为 10% ~ 30%（不超过30%）。同时，避蚊胺不应频繁使用，建议一天使用 1 次。

中国香港卫生署指出，孕妇、6 个月及以上的儿童可以使用含避蚊胺成分的昆虫驱避剂。如儿童前往蚊媒传染病流行的国家或地区而有机会被蚊虫叮咬，2 个月及以上的儿童可使用浓度上限为 30% 的避蚊胺。

加拿大卫生部认为，儿童使用避蚊胺的浓度应小于10%，而且，每天使用不应超过3次，2岁以内幼儿不应超过1次，6个月内婴幼儿最好不要使用。

市面上主要成分为避蚊胺的驱蚊液很多，购买前可查阅驱蚊产品成分表。

很多家长对化学制剂都抱有一定的敌视态度，认为它们没有天然的好，其实，这还真不一定。总的来说，避蚊胺是安全性和有效性都很高的一款驱蚊产品。

2. 派卡瑞丁

派卡瑞丁效力持续时间最长达8小时。适合1岁以上儿童，1岁以下，特别是6个月以下的婴儿，最好不要使用。

3. 驱蚊酯

化学名：邻苯二甲酸二甲酯或酞酸二甲酯。效力持续时间最长达8小时。这也是比较常用的一种驱蚊剂，欧洲使用比较多，也相对安全。不过美国儿科学会没有推荐将驱蚊酯用于儿童。

4. "天然""纯植物"产品

不少号称"天然""纯植物"的产品，其有效性和安全性其实并不明确，它们只是抓住了某些家长盲目信任"天然""纯植物"的心理来做宣传。植物成分的驱蚊剂，美国疾病控制与预防中心只推荐了柠檬桉，但他们也明确指出，不建议3岁以内的幼儿使用柠檬桉。

5. 驱蚊手环

这是市面上常见的一种驱蚊产品，网上搜一搜，很容易找到，一个小小的手环，戴在手腕上，据说能够驱蚊。其实，这个手环的作用面积太小了，真实的驱蚊效果非常有限。

如厕训练，如何进行？

关于如厕训练，我按照操作步骤，从几个方面详细聊一聊，这份攻略值得你反复读一读。

何时开始？

目前医学上的主流意见是，如厕训练的开始时间一般不早于18月龄，只有当儿童发育就绪或显示出准备就绪的征象时，才可以开始进行。

那么，哪些是宝宝准备就绪的迹象呢？

（1）能自己步行前往厕所。

（2）能在马桶上坐稳。

（3）能保持数小时不尿湿纸尿裤。

（4）能自己穿脱裤子。

（5）语言发育上，能听懂指令，能表达如厕需求。

（6）会模仿别人。

（7）会说"不"，这表明了孩子的独立性；但最好不要有太多的反抗行为，对什么都说"不"。

（8）对如厕训练有一定的兴趣，想要自己控制排便来取悦他人，以便父母给出正反馈的奖励。

怎么进行？

具体操作步骤如下。

（1）语言上的准备，固定用词。

比如把解小便称为"尿尿"，把解大便称为"拉粑粑"，并固定下来。

（2）器材上的准备，选择、购买、放置坐便器。

选择与购买坐便器这件事应该让孩子参与其中，并可以由他进行装饰或贴上名字，以鼓励孩子把它作为自己的私人物品。而且，坐便器应放置于方便的位置。

（3）心理上的准备，拉近宝宝与坐便器的关系。

可以先让宝宝穿着裤子坐在上面；然后鼓励他脱下裤子坐（只是坐，不是大小便）；接下来，父母可以放一些宝宝的粪便或脏尿布在坐便器里面，并向宝宝解释使用坐便器的目的；最后展示将坐便器里面的粪便倒进马桶，并对便便挥挥手，说声再见。

（4）准备完毕，进入实际操作。

当发现宝宝有排便的意图时，及时带他去坐便器旁，鼓励他使用。如果宝宝顺利使用了，请好好地表扬他；如果宝宝不愿意用，没关系，下次再来，家长不能表现出沮丧情绪，更不能惩罚宝宝。

（5）成功阶段，终于不用纸尿裤啦！

至少在宝宝成功使用坐便器一周后，才可以停止使用纸尿裤。

（6）即使不成功，也没关系。

宝宝很可能出现反复，可以用奖励小星星等方式强化宝宝成功使用坐便器；但对于宝宝的失败，不要惩罚，如果实在不行，可以重新穿上纸尿裤。

一般来说，实现白天的小便自控，训练的平均时长需要 6 个月，大便则为 6 ~ 7 个月。越早开始，所需要的训练持续时间就越长。女宝宝往往能更早完成如厕训练。

如厕训练的注意事项

（1）千万不要急，请耐心一点。

（2）不要反复提醒宝宝该大小便了，因为这会让人家很烦。

（3）不要因如厕训练与宝宝发生冲突，搞得不愉快。

（4）注意训练的时间顺序：先白天，再午睡，最后晚上。

（5）如果宝宝的如厕训练没有进展，应该停止训练 2 ~ 3 个月而不是加强训练。

（6）有些宝宝害怕冲厕所的声音，观察一下自己的宝宝是否如此。

总结

父母必须知道的是，在大多数情况下，对你的如厕训练负隅顽抗，是幼儿的正常行为。只要你不反应过度，这很快就会成为过眼云烟。通常来说，当孩子的健康或生活没有受到明显影响的时候，最好的解决方法就是等待。

所以，请保持佛系，静待花开。

宝宝会走了吗？宝宝学步时间

有些家长在宝宝很小的时候就会急着让他练习行走，生怕输在起跑线上。其实不用急，每个宝宝都是不同的，他们的发育进度不会完全相同。

有的宝宝在 9 个月时能够扶着栏杆站起来，多数宝宝要到 11 个月时才能够独自站稳片刻，12 月龄时一般能自己站稳。能够站起来后，宝宝往往会尝试着走几步，有些 10 个月的宝宝能够扶着家具走几步，11 个月时能牵手行走，12 ~ 14 个月时，多数宝宝能学会自己走。

给大家一个大致的时间节点吧！

约 25% 的儿童在 9 个月左右时能扶家具走，约 75% 的儿童在 10 个多月时能做到这一点，约 90% 的儿童在满 1 岁时能做到。

约 25% 的儿童在 1 岁左右时能走得好，约 75% 的儿童在 14 个多月时能做到这一点，约 90% 的儿童在满 15 个月时能做到。

学会走路，对宝宝来说是一个巨大的进步，从此以后，他探索世界的脚步将会越来越坚定。

在 1 岁半时，大约 50% 的宝宝还能学会倒退走，如果你家孩子不会，不要着急，耐心等上几个月，绝大多数孩子都能在 2 岁以内学会。此时，你可以和宝宝一起玩球，对于我们成年人来说，很简单的向前踢球的动作，宝宝可能也需要反复练习才行。你一定要知道，和宝宝一起做运动是很愉快的事，对宝宝来说，这是玩耍或游戏，千万不要搞成学习或训练。

在此阶段，宝宝或许还能学会爬楼梯，要允许他进行练习与探索，但一定要注意他的安全，特别是家里有楼梯的。

大运动有助于宝宝骨骼、肌肉和神经系统的发育。父母应该创造条件，鼓励宝宝多运动，但是，要注意安全，不能拔苗助长、操之过急。

宝宝总是乱涂乱画，怎么办？了解宝宝精细运动

上一章我们讲过了宝宝精细运动的发展，从小培养宝宝的一双"巧巧手"，这很重要。很多1岁以上的宝宝最爱进行的精细运动练习是拿着笔乱涂乱画，或许在纸上涂，或许在地上涂，也很有可能在家里的墙上涂。为了宝宝的健康成长，我建议你忍忍。要是请人到家里的墙上来绘画，必须给钱才行，而宝宝是免费为我们画的，还是抽象派。

玩积木也是锻炼宝宝精细运动能力的好方法，在1~3岁这个阶段，你将会观察到，宝宝玩积木的水平将日趋完美。当然，我们不能指望宝宝搭出完美的城堡。

其实，在1~2岁时，宝宝只能做到把一块积木重叠到另一块积木上面。

对于宝宝来说，这已经是一个巨大的成功，你必须好好表扬他一番；从1岁半~2岁，宝宝或许能重叠上更多的积木，达到4块；通常要到3岁时，他才能够重叠8块左右的积木。

人类区别于动物的特征之一是有一双灵巧的手，不过，这需要大量的练习才能达到，只要你给宝宝机会，不过度约束，相信我，他们会自己去学习且都非常热爱学习。

如何促进宝宝的语言发育？

大多数孩子在 1 岁多时能学会一些简单的语言，不过，语言学习并非从 1 岁开始。

语言的基础离不开听觉，一般来说，正常的宝宝在新生儿期就具有良好的听力，宝宝出生后不久，医院也会进行听力筛查。大多数听力正常的宝宝在 100 天之前能够笑出声；5 个月时，多数宝宝在听到他们的名字时会转头；通常在 6 ~ 9 个月，宝宝开始发出"咿咿呀呀"的学语声；8 个月时，多数宝宝能发出无意识的"爸爸""妈妈"音。不过，最让父母兴奋的，是孩子能有意识地说出"爸爸""妈妈"时，这一般出现在 1 岁左右，早一些的 9 个月就可以，晚一些的在 13 个月时。

在 0 ~ 1 岁这个阶段，父母应该常常和宝宝说说话，不要怕他听不懂，只要说说就好；也可以唱歌给他听；而且，从出生起就可以开始亲子阅读，大声向宝宝朗读，不用担心他能否听懂。

孩子最早学会的两个词通常是爸爸、妈妈，然后是爷爷、奶奶、哥哥、姐姐等他熟悉的人的称谓，还有眼睛、嘴巴、鼻子等身体部位，或者是他最喜欢的玩具名称，如恐龙、火车等。

当你与 1 岁多的宝宝说话时，请用简单的词或短句慢慢地、清晰地说，说完后等一等他的回应，不要着急，给他留下足够的时间来回应你。而且，你应该教给他正确的事物名称，比如，虫子就说"虫子"，不要用"咬咬"或"毛毛"之类的词来代替。孩子刚学说话时，发音往往不准，如果他的发音不准确，你可以用正确的发音来回复他。例如，当他指着一朵花，说"发"，你可以接着说："是的，这是一朵花，一朵美丽的花。"如果你有足够的耐心，那么，他的发音会逐渐改善。一定要注意的是，无论如何，不要嘲笑孩子犯的语言错误，也千万别去模仿孩子不准确的发音，或许有的人认为这样逗宝宝很好玩，但宝宝可不这样认为！

大多数孩子在接近 2 岁时至少能掌握 50 个词，并且可以把 2 个词放在一起形成一个短语，如"吃苹果""好多鱼"。但孩子之间存在个体差异，有少数听力和智力正常的孩子，在出生后的第 2 年仍不怎么说话。而且，男孩的语言发育通常比女孩要慢。

2 岁的孩子能听懂你对他说的大部分语言，在 2～3 岁这段时期，他的语言能力飞速发展。第一，他的词汇量迅速增加；第二，他的语言更加复杂了，将从有 2 个或 3 个词的句子，如"喝牛奶""吃饼干"，进展到有 4 个、5 个甚至 6 个词的句子，如"我想喝一杯牛奶""妈妈你吃不吃饼干"。第三，他开始用代词了，如你、我、我们、他们。当然，部分孩子在早期会出错，分不清"你""我"，比如把"抱我"说成"抱你"，父母如果遇到这种情况，请不要着急，慢慢来。2～3 岁的孩子还能理解"我的"的概念，如"我想要我的杯子""我看到了我的妈妈"。

父母往往喜欢拿自己的孩子与别人家的孩子相比较，这是人的天性，但是，你应该知道，用其他同龄儿童的语言能力来衡量自己孩子的语言能力是不恰当的，这是因为，虽然很多孩子的语言能力发展速度稳定，但也有很多孩子以不均衡的发展速度掌握语言。并且，虽然有些孩子天生健谈，不过，不爱说话的孩子或许能够说出同样多的话，只是由于别的原因，如他们的性格更加谨慎，不愿意轻易说出来。

学习语言的最佳方式就是听和说，作为父母，你可以提供丰富的语言环境，多和孩子交流，多进行亲子阅读，以帮助孩子扩大词汇量、提升语言能力。

但你也应该保持高度的警惕，怀疑孩子有语言发育上的任何问题都要及时就医。虽然，就目前的医学水平来说，在多数情况下，并不能找到孩子语言发育延迟的确切原因，但是，及时发现异常并进行早期干预仍是我们的最佳选择。

宝宝会假装打电话了！谈谈儿童假装游戏

1岁前的宝宝，对待电话玩具的方式是咬、舔，或者挥舞、敲打，通常来说，在他满1岁后的某一天，宝宝能琢磨出一个深刻的道理，一件物品或许具有一种特殊的功能。如电话，不仅能够放进嘴里咬，还能用来通话。因此，他会把电话或玩具电话放在耳朵边，假装打电话，甚至，他还能把香蕉想象成电话，假装打电话。

这就是儿童假装游戏的开始。

学术定义：假装游戏是一种有意识的，但不含欺骗目的的游戏形式，行为者在准确地感知到实际情况的条件下，有意设想出非真实的情境，并根据这种想法有意公开做出非真实的行为。

除了假装打电话外，孩子还喜欢把小椅子排成一排，假装坐火车；或者把积木想象成食物，假装吃，以上这些行为，往往出现在18～24月龄时。再大些的孩子还会出现一种更高级的"社会性假装游戏"，如玩过家家。

玩假装游戏，是孩子天生的技能，他们甚至不需要模仿，只要到了一定的年龄段，自然就会了。即使父母不鼓励、不支持孩子这样玩，孩子仍然会玩，因为这是自然规律，挡不住！其规律为：通常在18～24个月时开始出现，3～5岁为高峰，6岁左右逐渐减少并消退。

两千多年前的古书《韩非子》中也记载了当时孩子们的假装游戏。里面有一段话："夫婴儿相与戏也，以尘为饭，以涂为羹……尘饭涂羹可以戏而不可食也。"意思是说，孩子玩游戏时把土当饭吃，把稀泥巴当汤喝。这或许就是最早的"过家家"吧。

不同的文化背景可以影响到假装游戏的类型，国外对此有过研究，发现美国学龄前儿童的假装游戏比中国台湾地区的儿童具有更多的幻想主题，韩裔美国儿童在游戏主题中更注重家庭角色扮演。

为什么古今中外的孩子都爱玩假装游戏？这提示我们，假装游戏对于孩子的成长是有用的。一般来说，孩子学习是为了更好地认识世界，但是，假装游戏有意引导孩子把真实世界想象成不同的样子，呈现出对现实的虚构或歪曲，这或许是人类象征与抽象思维的萌芽。例如，把香蕉假想成电话，虽然香蕉与电话是完全不同的两种事物，但因其存在相似的形状，在幼儿的主观意识上，就把象征符号（香蕉）与被象征之物（电话）密切联系起来。我们还能进一步观察到，刚开始孩子需要一个物品（香蕉）用于假装电话；后来可以不需要实际的物品，也能假装有电话。这体现出孩子从需要客体开展假想，到独立于客体之外的假想，这很可能是他们象征与抽象思维能力不断发展的结果。所以，假装游戏对于儿童认知能力的发展具有很大的意义。

稍晚些出现的"社会性假装游戏"同样重要。社交生活中，我们需要了解他人的心理，预测别人的行为，显而易见，这种能力很有用。那么，孩子是如何获得这种能力的呢？可以通过假装游戏。在假装游戏中，孩子尝试去理解别人，从不同的角度去思考问题，从而学会如何与人交往。国外曾有相应的研究，用仪器检测孩子玩"社会性假装游戏"时被激活的脑区，结果发现，这与我们进行真正社交活动时所激活的脑区是同一区域。

当妈妈看到自己 1 岁多的宝宝假装打电话时，肯定觉得孩子太可爱了；但是，当孩子 5 岁时，家长或许会将假装游戏看作幼稚、没用的瞎玩，并且制止他们的这种行为，强迫孩子把时间用在更有"意义"的背唐诗、做计算上。

事实上，作为父母，你应该知道：根据皮亚杰（儿童心理学开创者）的认知理论，儿童 2 岁以后，会逐渐形成使用符号的能力，即进入前运算阶段（2 ~ 7 岁）。这个阶段的儿童能够开始进行象征性（假装）的游戏，而且，儿童一旦在现实世界获得新的经验，就会反复在这种假想的游戏中去进行练习，这就是孩子的学习。我国教育部制定颁发的《3 ~ 6 岁儿童学习与发展指南》明确指出，"玩中学"是幼儿最好的学习方式，抽象的逻辑知识并不会促进其认知的发展，反而阻碍其认知的发展。而很多时候，我们习惯性地把学习狭义化了，似乎只有书写、阅读、计算才值得投入时间和精力。我们以成人所需要的知识技能去要求幼儿，让他们更快更多地掌握各种技能，似乎只有这样，孩子才不会输在起跑线上。事实真的如此吗？

宝宝虽小，也需要社交，你应该怎么做？

社交这个词，看起来挺高大上的，其实，让小宝宝们在一起玩耍就是他们的社交。这对宝宝的成长非常重要，通过和别的宝宝一起玩耍，他们能学会不少东西，学会合作、学会处理纠纷、学会领导与跟随。在1岁时，宝宝的社交活动就应该开始了，最晚也不能晚于3岁。

帮助宝宝开始社交活动的方法可分为三种：一是邀请其他孩子到你家里玩，二是带你的宝宝去别人家玩，三是与其他小朋友一起在外面玩。我们分别聊聊。

邀请其他孩子到家里玩

可以邀请你朋友、同事家的孩子，也可以是邻居的孩子。以我有限的个人经验，新手父母推着宝宝在小区里转悠时，往往会接触到不少同龄宝宝，无论家长或孩子，都会因此结识新的朋友。如果你们彼此信任，可以邀请对方宝宝来家里玩，不过，你需要做一些准备工作。

（1）在开始阶段，每次最好只邀请一个宝宝来家里玩。

（2）询问对方父母，知道你们的小客人喜欢玩什么。

（3）如果确定了要玩什么，那每一个宝宝都需要有足够的玩具。如果没有，建议换个游戏。

（4）你的宝宝不需要过度慷慨，他最喜欢的玩具不必拿出来分享。让你的宝宝指出他最喜欢、不愿意分享的玩具，请你把它们收起来。这一点非常重要。

（5）宝宝的第一次社交活动最好在宝宝感到困倦前结束，通常来说，1小时左右是比较合适的时长。

带宝宝到别人家玩

此时，请注意以下两点。

（1）如果宝宝是第一次去，你一定要陪着宝宝。

（2）即使宝宝去过多次了，你最好也不要离开。

与其他小朋友一起在外面玩

我们常常看到小区里有很多孩子在一起玩，但这对于1岁多的宝宝来说难度太大了，他们几乎无法加入这种集体活动之中。所以，带着你的宝宝与其他宝宝一起在外面玩，其实和他们在家里玩的操作要点是基本一致的，只是换了一个环境而已。

具体的操作要点有哪些呢？

1. 要时刻观察，但不要过度干预

观察自己的宝宝喜欢和谁一起玩，观察他们是怎么玩的，但是，尽量不要干涉他们。孩子都是天生的"玩货"，他们不需要你去教他们怎么玩。

2. 关于纠纷

这个年龄段的宝宝很难理解别人的观点，所以纠纷是难免的。如果孩子之间出现了分歧，不要急着出手，给他们一个机会自己去解决问题。当然，如果纠纷升级，甚至演变成世界大战，你就必须介入。对待

孩子之间的战争，处理原则是：先隔离开他们，然后，与每个孩子都聊一聊，明白他们的想法，并尝试帮助每个孩子明白其他孩子的想法，这样，孩子们就能逐渐学会如何避免和处理争执。这一原则的适用年龄范围很广，可以直到孩子的社交能力较为成熟时。

宝宝要学会和别人玩得好，不可能一蹴而就，这需要时间和练习。所以，不要急，慢慢来，静待花开。

某些宝宝咄咄逼人的行为并不意味着敌意或有伤害他人的企图。宝宝的行为往往是有充分理由的，虽然你不理解或不认可。比如，几个宝宝玩得正开心，另一个宝宝过来搞破坏，这有可能是他想要加入这个群体，却不知该如何表达。

3. 父母应该教授的

教给自己宝宝某些规则，让他成为一个好的玩伴，如"我们不打人""我们不会从其他孩子那里抢玩具"。

教宝宝用言语来表达喜欢、不喜欢，或需求等，如"我不喜欢吃土豆""我想玩小汽车"。

教你的宝宝如何解决问题，如"你可以告诉豆豆，自己在玩秋千的时候，不喜欢有人从后面推""如果你和豆豆都想玩秋千，那你们可以轮流来"。

如果宝宝做得好，请狠狠地表扬他："你们太棒了，都很守规则，轮流玩秋千。"

最后，还有一件重要的事你必须知道：孩子学习交往有个顺序，先是自己家、自己的周围，再是外面。用美国儿科学会的话来说，这叫作"孩子从家庭内部的关系中学会如何与家庭以外的人交往"。用我们的话来说，这叫"言传身教"！所以，你的家庭关系是怎样的？是否和谐？你与配偶如何相处？孩子不傻，他会有样学样。

宝宝自我意识爆棚，如何应付？

三四个月的小婴儿，能握住一个摇铃玩具玩，他们或许会发现，自己能够摇动它，而且，还能让它发声，这让宝宝相当骄傲。接下来，宝宝还会慢慢发现，自己和摇铃是两样不同的东西，自己竟然能够控制摇铃！千万不要小看宝宝的这一发现，虽然这只是宝宝发育中的一小步，却是他人生中的一大步，它标志着宝宝自我意识的萌芽。

七八个月时，宝宝能坐稳后，家长可以放一面大镜子在他面前，让他自己对着镜子玩。绝大多数宝宝都会对这个新玩具表示出强烈的兴趣。但是，他们知道镜子里面的那个家伙就是自己吗？有人设计了一个巧妙的实验来判断这一点，叫作"点红实验"。

具体的操作方法是，先偷偷在宝宝的鼻子上点上一个红点，然后观察宝宝照镜子时的反应。

在 18 个月之前，宝宝对镜子很感兴趣，对镜子里的那个家伙也很感兴趣，有时甚至会到镜子后面去找找他，但是，他们不会去摸摸自己的鼻子；18 个月～2 岁的宝宝就不同了，他们会观察到自己的动作与镜子里的那位有些相似，这个发现会让宝宝困惑不已。他也会开动自己的小脑筋，甚至摆出一副努力思考的样子，或许，真的有些宝宝想出了答案，所以，可别小看了宝宝，他们都具有成为"哲学家"的潜力。

满 2 岁后，宝宝的自我意识将出现质的飞跃，当他看到镜子里宝宝的红鼻子后，会摸摸自己的鼻子。这提示我们，宝宝很可能已经懂得，镜子里面的，就是他自己。所以，2 岁这个阶段，被我们称为"Terrible 2（可怕的 2 岁）"。因为宝宝们已经觉醒啦，他们现在已经知道："我，是一个宝宝！"

　　从此以后，在他的语言中，会逐步大量地出现"我的！""我来！""我要！"，等等。此时的宝宝，不愿将自己的东西与他人分享，这是完全正常的，虽然只是一个旧了的毛绒娃娃，甚至一片树叶，他也会敝帚自珍。作为父母，请尊重宝宝的这一行为，不要指责或强迫他分享。因为孩子的分享行为与他在成长过程中的其他方面一样，自有其发展规律，这一点后面我们还会讲到。

　　此时，宝宝还会有些小脾气，当你说："宝宝，吃饭啦。"他会斩钉截铁地告诉你："不吃！"你说："宝宝，洗澡啦。"得到的回复同样是："不洗！"当然喽，人家已经是个小小人儿啦，可不能啥都听你的。作为父母，请理解宝宝的这一想法，在确保安全的前提下，尊重其选择。不过，也有一些小技巧，比如说，你可以这么问："宝宝，你现在是吃饭还是吃菜？"还有："宝宝，你要爸爸给你洗澡还是妈妈给你洗澡？"

　　到了 3 岁半到 4 岁时，宝宝会更加厉害。他们开始出现自我评价的能力，稍晚一点的，多数也会在 5 岁时出现。想当初，他们只会无条件地接受成人的评价："妈妈觉得我很乖""爸爸说我是个捣蛋鬼"……不过，慢慢地，他们会出现独立的自我评价，并逐渐对成人的评价持批判态度。

　　宝宝可不是盏省油的灯！

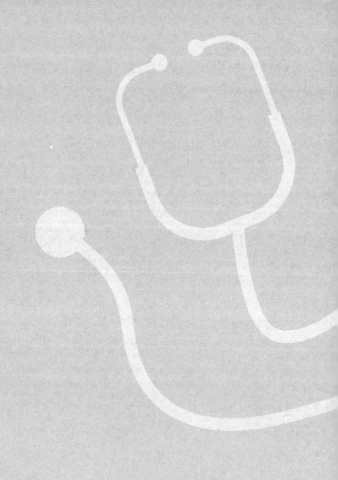

第 6 章

2 ~ 3 岁：激发神经心理发育，做好安全保健

千万不要忘了给孩子做视力筛查

我家小熊弟弟是戴着眼镜的，为什么他小小年纪就会戴眼镜呢？

小熊上幼儿园前，常规进行视力检查，发现他有一只眼睛远视。

轻度远视是儿童的正常状况，一般是不需要处理的，不过小熊的远视度数高达500多度。这需要干预吗？

必须干预！因为孩子正处于视觉发育期，适当的视觉刺激对正常视觉的发育至关重要。

如果此阶段一只眼睛甚至双眼都看不清，会造成所对应的光感受细胞不能得到正常的刺激，视皮层神经发育受到影响，可能会形成弱视。

什么是弱视？

通俗的解释是，我们能不能看清楚东西，不仅靠眼睛，也得用大脑。因为眼睛只是一个接收器，接收外界的信号，这些信号还必须传到大脑里，由大脑进行处理。如果眼睛这个接收器有故障，或者虽没有故障但不用它，相应负责处理视觉信号的那部分大脑就整天无所事事，越来越懒，慢慢地，它就会忘记自己的本职工作是什么。一旦到了这个阶段，就算眼睛这个接收器被修好了，或者使用眼镜矫正了，还是会看不清东西，因为中央处理器（对应的脑部）长期不用，废掉了。

这就是弱视！

弱视是一种非常恼人的疾病，不同于能够戴眼镜矫正的近视眼、远视眼，弱视患者一旦错过了治疗的时间窗就无法恢复视力，导致长大后不能申请驾照开车，而且，很多工作都会受到限制。

作为一位当儿科医生的父亲，我竟然忽略了这个问题，如果不是幼儿园的入园体检，真的就错过了。

所以，儿童视力筛查是远远没有得到应有重视的，据美国国家卫生统计中心的报道，在美国，5% ～ 10% 的学龄前儿童存在视力问题但未发现。我们有多少呢？弱视的患病率不低，为 1% ～ 4%。根据美国儿科学会、美国家庭医生学会和美国预防服务工作组的意见，推荐对所有 5 岁以下儿童进行弱视筛查。

早发现、早治疗，预后才好。幸亏小熊的视力问题发现得早，经过及时干预，复查时已有明显好转，否则，如果年龄大了才发现的话，就很难改善了。

如何干预呢？

首先是佩戴眼镜，这样才能使有问题的眼睛看清楚。然后，需要遮挡住正常的眼睛，让视力不佳的眼睛看，锻炼通过它处理视觉信号的那部分脑组织。每天需要遮挡的时长需要眼科医生根据孩子的情况来判断，家长一定要严格遵守医嘱。

造成弱视的原因，除了远视外，还有斜视、近视等，其中斜视最常见。所以，要常规、定期检查孩子的眼睛，如有问题，早发现、早治疗。弱视的治疗，关键在于早，一般建议在 6 岁之前进行，如果成年后才发现，就难以恢复了，会造成终身的视力问题，戴眼镜也不能矫正。

出门玩耍要注意防晒！该怎么防？

讲防晒之前，先聊聊紫外线。

目前医学上能够明确的是紫外线辐射对人类皮肤有几种急慢性的有害影响，包括日晒伤、光老化及皮肤癌。所以，为了保护皮肤，我们需要防晒。

根据紫外线的波长不同，通常将它分为两种。

一是紫外线 A 段（UVA，长波紫外线，波长范围 320 ~ 400 nm），约占紫外线辐射总量的 95%，它可促进光老化，对色素沉着起重要作用，并可能致癌。

二是紫外线 B 段（UVB，中波紫外线，波长范围 280 ~ 315 nm），约占紫外线辐射总量的 5%，是生物活性最强的波长，会引起日晒伤、炎症、色素沉着并具有光致癌作用。

选择防晒霜时有两个常见的指标，分别叫作 SPF 值和 PA 值。其中，SPF 值代表了这款防晒产品阻隔紫外线 B 段的能力，而 PA 值则代表了它阻隔紫外线 A 段的能力。也有某些欧美系产品没有标注 PA 值，我们可以看它的包装上是不是写有 "UVA protection（长波紫外线防护）" 的字样，这也表明该款产品具有对紫外线 A 段的防护作用。一般来说，SPF 值选择 30 或以上，PA 值选择 + + + 或以上，就比较稳妥了。

不过，防晒可不仅仅是涂抹防晒霜，事实上，我们应遵循 ABC 原则：

A：Avoid 避免被晒到

B：Block 物理遮挡

C：Cream 防晒剂

前两点很简单，不用多说，再继续聊聊防晒霜的选择与使用方法。

防晒霜的选择

防晒霜一般分为两种：有机型（或称化学防晒霜）和无机型（或称物理防晒霜）。

1. 有机型

包括多种芳香族化合物，如肉桂酸盐类（如桂皮酸盐）、水杨酸盐类、二苯甲酮类（如羟苯甲酮）等。它们能吸收紫外线，使紫外线能量衰减，从而不能到达或很少到达皮肤。

化学防晒霜的优点在于质地轻薄，透明感较好；缺点是容易导致过敏，特别是对于儿童来说。所以给孩子选用需慎重些，敏感肌肤尽量不要选用。

2. 无机型

包括一类无机化合物，如氧化锌和二氧化钛。它们其实就是一些不透光、非常细的颗粒，能够反射或散射紫外线，使紫外线不能进入皮肤，起到物理阻拦的作用。

无机型防晒霜的优点是化学性质相对稳定，刺激性及致敏性都低于有机型防晒霜；缺点是厚重了些，舒适度往往不如化学防晒霜。

两种类型的防晒霜各有优劣势，可依据自己的需求选择。

防晒霜的使用

防晒霜必须足量、反复涂抹于所有受到日晒的皮肤部位，以提供有效的防护。

1. 涂抹时机

应该在日晒前 15 ~ 30 分钟涂抹，使皮肤表面能够形成防护膜，每 2 小时至少再涂抹一次，由于游泳或出汗会冲洗掉防晒霜，故应及时补涂。

2. 涂抹的量

量要足，比如面部，一般需要涂抹的总量为一元硬币大小的防晒霜。其余部位请类推。

3. 使用顺序

如果还要涂保湿霜，应先涂保湿霜，再涂防晒霜。

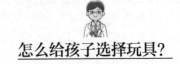

怎么给孩子选择玩具？

对于这个问题，美国儿科学会曾在其官网上发布的一篇临床报告《在这个电子时代，如何给你的孩子选择玩具》，大致可算作标准答案。本部分内容归纳总结其中的一些重点供大家参考。

首先，我们必须知道，玩耍对儿童的发展至关重要，它有助于儿童的认知、身体、社会和情感发育。孩子玩耍往往需要玩具，高质量的玩具能够促进照顾者与儿童，或儿童与儿童之间关于语言、假装、解决问题、互惠、合作和创造力等丰富的互动。

哪些是真正的高质量玩具？

1. 象征性玩具

如洋娃娃、动物玩具及玩具汽车、飞机、建筑物等。孩子可以利用这些玩具来进行假装，从而帮助他们学会用模仿来描述和应付现实生活中的事件和感觉。本书上一章已介绍了假装游戏，如果忘了，可以翻回去再看看。

2. 精细运动或操纵类玩具

如积木、拼图等。这种类型的玩具需要手的精细运动，从而促进大脑的发育。孩子还可以在玩玩具的过程中提高解决问题的能力。

3. 艺术类玩具

并不需要高大上，简单的快递盒、纸板、颜色笔、黏土等，都很好。这种玩具有利于孩子创造力的发展，并能帮助提高其精细运动技能。

4. 语言 / 概念类玩具

如童书、卡片、纸牌、棋类等。需要指出的是，真正的人与人之间的互动对于儿童的成长和发展很重要，所以这一类玩具并不包括电子游戏。

5. 大运动类玩具

如球类、自行车、三轮车等。它们有助于身体的发育，有些（如球类）还可以和同伴互动。

哪些是不好的玩具？

1. 电子玩具

不少电子玩具都具有强烈的感官刺激（声、光等），这种强烈刺激对儿童神经系统发育的可能后果目前我们还不清楚，特别是对于婴儿来说，建议尽量避免。

2. 手机、电脑

我们成年人往往也难以抵挡其诱惑，一玩就是很长时间，更别说孩子了！他们往往会沉溺其中。

3. 某些可以替代人类进行互动的玩具

如能播放故事的玩具熊。我们提倡与真实的人（而不是玩具）进行互动，所以，这种玩具也不是好玩具。

总之，能让家长参与其中和孩子一起玩耍的玩具才是好玩具，而电子玩具无法为儿童提供对健康发展至关重要的互动和家长参与。创造性、动手和假装游戏才是孩子获得良好的身心发育所真正需要的。

家长应该知道的重点

（1）在整个童年，特别是婴儿期，玩玩具的目的不是教育，而是温暖与互动。

（2）玩具对儿童发展的促进作用主要来自儿童与照顾者一起玩，而不是单独玩耍。

（3）要选择不具备过度感官刺激（声、光等）的玩具。

（4）好的玩具不需要时髦或昂贵。最简单的玩具可能是最好的，因为它们为儿童提供了运用想象力的机会。

（5）亲子阅读非常重要。

（6）玩具不能代替温暖和爱。父母可以通过使用玩具来加强与孩子之间的互动，但不是指导孩子的游戏。

（7）要选择安全的玩具。

（8）限制电子游戏和手机、电脑等的使用。

（9）选择能让孩子活动身体或活动大脑的玩具。

各种材质的儿童塑料水杯，哪些更安全？如何识别？

很多儿童水杯的材质都是塑料，它们安全吗？

我们先来认识一种化学物质，它的名字叫作双酚A，也叫BPA。国内外医学界对它的研究都不少，目前已基本达成共识：双酚A与性早熟有关。而且，双酚A与肥胖、脑发育、胚胎发育等方面，都可能存在一定的关联。即使低剂量暴露，同样会产生生物效应，特别是处在快速发育期的儿童与青少年，更易受其影响。

因此，不少国家都针对双酚A制定了标准。

加拿大：2008年10月18日，加拿大宣布双酚A为有毒化学物质，由此成为世界上第一个将双酚A列为有毒化学物质的国家，并禁止在婴儿奶瓶的制作过程中使用双酚A。

美国：2009年3月份提案禁止在"可重复使用的食品容器"和"其他食品容器"中使用双酚A。这一禁令在提案正式通过180天后开始生效。

瑞典：2013年3月，瑞典公布法规，禁止3岁以下儿童食品包装涂料和涂层中含双酚A。

中国：2011年5月30日，卫生部（现国家卫生健康委员会）等六部门发布公告称，鉴于婴幼儿属于敏感人群，为防范食品安全风险，保护婴幼儿健康，禁止双酚A用于婴幼儿食品容器。

因我国的禁令只限制了婴幼儿食品容器，所以合格的奶瓶已经不含有双酚 A 了，但水杯仍有可能含双酚 A，特别是 PC 材质的水杯，仍比较常见，请尽量不要给孩子使用。

　　怎么判断呢？可以看瓶身或瓶底的标号。

　　例如，这个标号是 1，下面写了个 PET，表示其材质为聚对苯二甲酸乙二醇酯（图 15）。

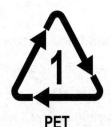

图 15　PET/ 聚对苯二甲酸乙二醇酯

　　温度如果达到 70 ℃，这种材质就容易变形并析出对人体有害的物质。长时间反复使用，还可能释放出致癌物质。所以，它一般用作一次性的矿泉水瓶、碳酸饮料瓶等。

　　还有的标号是 5（图 16）。

图 16　PP/ 聚丙烯

这种材料称为 PP，也叫聚丙烯，它的熔点高达 167℃，是可以放进微波炉的塑料，目前的奶瓶多采用这种材质，它不含双酚 A，相对安全。

但是，如果你看到这种标号（图 17）：

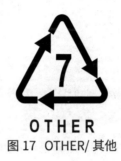

OTHER

图 17　OTHER/ 其他

材料为 Other，是"其他"的意思，有可能为 PC 材质，含有双酚 A。也有些产品明确标志为 PC 材质，当然最好不要给孩子使用。

塑料水杯中，还有一些是新型的 PPSU、共聚酯（Tritan）材质，目前看来，它们也相对安全。

喝汤和吃肉，哪个更有营养？

不少家长爱给孩子喝汤，他们认为，营养都在汤里面。

事实真的如此吗？

以鸡汤为例，我们来看看食物营养成分表中，鸡汤的营养成分有哪些（表3）。

表3　瓦罐炖鸡营养成分表

食物名称	食部 (g)	水分 (g)	能量		蛋白质 (g)	脂肪 (g)	碳水化合物 (g)
			(kcal)	(kJ)			
瓦罐炖鸡（肉）	100	63.3	190	795	20.9	9.5	5.2
瓦罐炖鸡（汤）	100	95.2	27	113	1.3	2.4	0

同样是瓦罐炖鸡，鸡肉的总能量、蛋白质都明显高于鸡汤。同等重量下，鸡肉的总能量是鸡汤的7倍多，蛋白质更是高达16倍多！

鸡汤里面，最多的是水，占95.2%；然后是脂肪含量，每100 g中含2.4 g，总量不多，但比起汤里的其他营养成分，算多的了。

所以，鸡汤里面除一些脂肪外，基本没什么营养物质。其他诸如羊肉汤、排骨汤等，大同小异。

想象力，这很重要！

什么是想象力？

想象是对头脑中已有的表象进行加工改造，形成新形象的过程。这是一种高级的认知活动；或者说，想象力是人在已有形象的基础上，在头脑中创造出新形象的能力。

想象力对孩子有好处吗？当然有！

（1）想象力与语言能力相关。语言能力优秀的儿童往往具有更丰富、更复杂的想象力。

（2）想象力能促进认知与思维能力发展。会想象的孩子更聪明。

（3）想象力能促进情感发育。通过想象及想象中获得的体验，孩子能够更好地理解自己和他人的情感，具备更强的表达与交流能力。在虚构情境中去处理各种问题其实是对真实生活的"实弹演习"，能让幼儿学会处理复杂的情绪和人际关系。

（4）想象力能促进创造力的发展。当然了，没有想象，只是循规蹈矩，哪儿来的创造？

怎么保护及培养孩子的想象力呢？

（1）在1岁时，孩子已经具备了想象力的萌芽。

1 岁的宝宝对于电话玩具会有新的玩法。以前，他只是咀嚼、挥舞和敲打它，而现在，你会惊奇地发现，宝宝将电话玩具放在耳朵边，假装在打电话。作为父母，你需要做的是，通过向他提供各种道具来鼓励宝宝的这种行为，并且，充当他热情的观众。

　　（2）不过，通常我们将 24～30 月龄这个阶段看作真正想象性游戏的开始。

　　在此年龄段，几乎全世界的孩子都会玩"过家家"游戏。不少孩子即使到了小学低年级，仍然会这样玩。当你看到这群小屁孩不抓紧时间好好学习、天天向上，而是浪费光阴在如此无聊、幼稚的玩意儿上时，会是什么感受？要不要狠狠打他们的屁股？

　　其实，千万不要小看这种幼稚的游戏，它就是培养孩子想象力的最佳方法。你需要做的是减少干涉。不要在孩子玩得正开心时粗暴打断，叫他去背古诗或练习口算。与训练这些"实用"的技能相比，多做游戏更有利于孩子的成长，即使我们只是功利性地把将来的学业成绩作为判断标准。当然，除了"过家家"以外，其他角色扮演游戏同样有效，如扮演医生、老师、消防员等。

　　（3）学龄前期（幼儿园阶段）的小孩子往往分不清想象与现实。

　　举个例子，幼儿园中班的小明听到他的好朋友小天说："我的爸爸是警察，开着警车追坏蛋，嘀嘀嘀……"小明很羡慕，回家后就开始想象，一边想一边说："我的爸爸是警察，开着警车追坏蛋，嘀嘀嘀……"小明妈妈听到后，一巴掌扇了过去："小小年纪就说谎，你爸爸是警察吗？"

　　这一巴掌可不简单，它把孩子的想象力给扼杀在摇篮里了。

　　出示反面教材的目的是让大家知道什么不能做。我们再从正面出发，看看自己能够做些什么。

培养孩子想象力的好方法之一是艺术创作。艺术这个词看起来很高大上，其实，乱涂乱画、做手工都是艺术。

　　如绘画。但我所说的，可不是某些辅导班中，老师画一笔，孩子跟着画一笔，不可越雷池一步的画画，而是孩子自主绘画。在画画时，孩子自己观察、判断、分析、操作，在自由的环境中根据自己的想象力来处理色彩、形状和结构，就算画出来的东西乱七八糟，那又如何？

　　还有做手工。虽然，不少手工活都有一定的步骤与规范，自由度相对低一些，但仍有不少发挥的空间，足以让孩子去尽情想象。

　　另外，阅读也是培养想象力的好方法。表面看来，亲子阅读中，孩子只是被动接受，但事实却并非如此。我家小熊弟弟最爱阅读关于恐龙的书籍，我本以为这些科普书没有故事情节，比较枯燥，读起来没劲，但小熊却乐此不疲。而且，读完后，他自己还会编故事，某某龙与某某龙是好朋友，某某龙又与某某龙打架了，并让我猜猜谁更厉害、谁打赢了。这些难道不是想象吗？

超 60% 的孩子存在假想伙伴，你家孩子有吗？

小区里有个男孩儿，名叫亮亮，3 岁多了。据亮亮姥姥的描述，这孩子"撞邪"啦！玩玩具的时候，明明看到他是一个人在玩，却对着旁边的空气自言自语。问他在和谁说话，亮亮答："和我的好朋友啊，奥特曼！"吃饭时，奥特曼必须得有一个座位，还要挨着亮亮坐，好朋友当然要在一起啦。奥特曼的面前也要摆上一副碗筷，而且，人家是要吃肉的，不然，怎么去打败小怪兽。睡觉时，奥特曼得睡在亮亮的小床上，并且要有自己的枕头和被子，不然人家会着凉的。亮亮的举动，可把全家给吓住了，这是怎么回事？

其实，这种现象很常见，奥特曼是亮亮的假想伙伴。

什么是假想伙伴？

假想伙伴这个词，大家可能感到陌生，其学术定义如下。

假想伙伴是隐形的人物，由儿童命名并会在与他人的谈话中被提及。儿童在一段时间（至少几个月）内与之玩耍，虽然客观上他们并不存在，但儿童觉得他们是真实的。而且，某些拟人化的动物也可以被归入假想伙伴的范畴。

解释一下，就是孩子想象出一个伙伴来，这个伙伴可以是人类，也可以是拟人化的动物，甚至是亮亮的奥特曼。虽然我们成年人认为他们事实上并不存在，但人家小朋友可是相信他们存在的。

早在 1918 年，学者哈维（Harvey）就开始研究这一现象了。当时，他认为有 6% 的孩子存在假想伙伴。不过，真实的比例远远不止于此。1946 年，著名的儿童发展心理学家皮亚杰惊奇地发现，自己的女儿雅克琳娜竟然也有一位假想伙伴。到了现代，假想伙伴这一现象更成为儿童心理学、儿童神经发育、幼儿教育等多学科共同关注的热点。据不同的研究报道，估计高达 60% 以上的儿童存在假想伙伴。

一般来说，2 岁半到 3 岁半的孩子，最容易出现假想伙伴，到孩子七八岁时，这一现象逐渐减少，9 ~ 12 岁时只有很少的孩子仍然存在假想伙伴。不过，也有学者对此提出了不同意见，他们认为，或许假想伙伴终生都会伴随和守护着我们，只是，随着年龄的增长，我们逐渐能够分清幻想与现实。

为什么孩子会有假想伙伴？

目前比较主流的意见是 3 岁左右的孩子生活在一个幻想的世界中。这个年龄段的孩子，往往不能很好地分辨想象与现实，他们有时会在幻想和现实之间自由地来回移动，以致搞不清楚想象世界的结束和现实的开始。所以，此时也是假想伙伴出没的高峰期。也有学者认为，假想伙伴的出现，是为了替代同伴，缓解孤独感。

不过，父母们最担心的是，有假想伙伴的孩子会不会过度沉浸于自己的幻想世界中，以致长大后难以区分幻想与现实？放心吧，不会！大量的研究都表明，在区分真实与想象时，有假想伙伴的儿童与其他孩子相比，其表现不存在数理统计可见的显著性差异。

福建师范大学心理学系曾做过对照研究，结果发现，有假想伙伴的儿童在想象和现实区分任务的表现上，要明显好于没有假想伙伴的儿童，也就是说，他们区分想象和现实的能力更强。这一结论，发表于国内权威的儿童保健学学术期刊——《中国儿童保健杂志》。

假想伙伴的作用

假想伙伴的存在，对孩子还有不少好处。

（1）在与假想伙伴的游戏中，孩子会经历更多情绪、情感的锻炼，能够得到更多推测和解释他人表情、行为和心理的机会，所以会由此获得更高的情绪理解能力，也就是说，情商会更高。

（2）孩子的假想伙伴可以弥补其心理情感发展的不足，当孩子孤独或者无聊的时候，假想伙伴就能调节他们的心理，有助于孩子的身心健康发展。

此外，假想伙伴还反映了孩子的某些愿望，是对孩子某些没有实现的心理愿望的一种补偿。如孩子生日时爸爸妈妈不在，没有吃生日蛋糕，假想伙伴能够在孩子的想象中弥补这一缺失。

（3）假想伙伴还可以提高儿童的思维能力。皮亚杰认为，儿童与假想伙伴进行互动的过程就是儿童从具体形象思维向抽象思维过渡的过程，是儿童思维发展的重要推动。

（4）还有不少研究表明，假想伙伴与孩子的分享行为、孩子同小伙伴的关系，甚至成年后的想象力水平，都存在正向的相关性。

所以，这是一件好事，父母无须过度担忧。

孩子有假想伙伴后，父母该怎么做？

第一，正确认识这一现象，不要过度担忧，更不应该嘲笑。

第二，当你的孩子被想象中的事件吓到或不安时，请安慰他。

孩子一般会假想出一位伙伴，并且赋予他稳定的性格特点。但是，有时候，孩子也会假想出一个怪物，比如一只爱咬小朋友手指的大虫子。你也可以试着和孩子一起玩这种幻想游戏。这能够帮助他找到新的方式来表达他的情绪，甚至解决一些问题。例如，你可以建议送他的假想伙伴一起去上幼儿园，借此看看他对幼儿园的感受。不过，请给孩子留出足够的空间，不要过度参与其中。因为，对孩子来说，这是他的世界，需要由他自己来掌控。作为父母，不要涉入太深，如果他要求你在游戏中扮演一个角色，请表现得低调些。

在与假想伙伴的交往中，孩子可以体验到愉快的情绪、安全的感受。对于在现实中遭受挫折的儿童，可以借此获得愉快的情感体验，从而保护他们的自尊心，让他们获得良好的自我知觉和评价。

不是每一对父母都能做到完美无缺，或许，我们曾无意之间伤害过孩子，幸好有这样一位伙伴，可以帮助我们抚平孩子心灵上的创伤。

当孩子说："妈妈，我怕！"该怎么回答？

　　我家二宝小熊，从小就怕狗。楼下点点家养了两只泰迪，就是那种很小的狗，毛茸茸的挺可爱。小熊一看见它们，马上要我抱他起来。小区里的婆婆婶婶们看到了，总是对小熊说："你是男孩子嘛，怎么会害怕这么小的狗狗呢？"小熊立即声嘶力竭地大喊："不！我不下去，它要咬我！"

　　小熊3岁的时候，姐姐去游泳，妈妈带着小熊一起去。到了游泳池边，小熊大叫："危险！"死活不肯下去。妈妈只好蹲在浅水区里，假装很害怕的样子对小熊说："快来救救妈妈，我害怕。"小熊完全不为所动，沉着冷静地回应道："你是大人了，自己爬上来吧；我是小朋友，我可不去。"

　　小熊妈妈痛心疾首道："你一个男孩子，胆子这么小，以后怎么办？"

　　其实，不用担心，孩子害怕是正常的，恐惧是人的正常情感之一，所有儿童都会在生命中的某些时刻感到恐惧。

孩子为什么会感到恐惧？

　　孩子恐惧的形成，有先天性的原因，例如，有的孩子在面对不熟悉的人时天生就会产生退缩的反应，但后天性的因素也很重要，主要包括以下三类。

（1）因创伤性或可怕的经历而形成的直接条件反射，所谓"一朝被蛇咬，十年怕井绳"即是如此。

（2）通过观察他人的恐惧反应而形成的替代性条件反射。儿童尤其容易从父母处习得恐惧。举个例子，如果妈妈怕蟑螂，看到蟑螂就大呼小叫，那孩子很可能也会如此。

（3）负面信息传递，如通过阅读、耳闻目睹或其他媒介知道一些可怕事件。

这多见于较大的孩子，如听闻地震、海啸等消息后，会产生恐惧心理，从而杞人忧天，担心会不会发生地震。因为孩子此时已经具有一定的认知能力，但对世界的了解还很有限，对于这种小概率事件并没有清晰的认识。

除了以上三类因素外，我们还存在某些恐惧，其来源很奇怪，似乎天生就有，如怕蛇、怕蜘蛛等。这或许是进化的产物，反映了一些曾经威胁人类祖先生存的事物，是一种自然反应。

所以，恐惧是人类的正常情绪反应，无须掩饰，也并不可耻。要是没有恐惧这一情绪反应，估计我们的祖先们都会被老虎吃光。

不同年龄段的孩子一般会害怕什么呢？

（1）学龄前期的孩子，害怕虚构的事物（如鬼、巫婆等）、动物和自然环境（如黑暗、雷暴雨等）。

这个年龄段的孩子，内心充满了想象，而且，常常分不清想象与现实，所以，往往在夜间出现恐惧。

（2）学龄期的孩子，对于有形的危险，如躯体损伤和在校表现的恐惧更为突出。

一般在 10 岁以后，绝大多数孩子能完全区分开想象与现实，但是，此时的孩子已经接触了更多的真实世界，所以，他们的恐惧来源往往会扩大到现实世界的事物中。

（3）青春期的孩子更常对社交事务、死亡或疾病产生恐惧。

不过，以上分期并不绝对，甚至有很多成年人也怕黑、怕打雷，所以，我们怎么能苛求孩子呢？

什么时候需要寻求专业人士的帮助？

只有当孩子的恐惧症状非常严重，出现了以下情况，才需考虑"恐惧症"这一诊断，并寻求心理科、精神科医生等专业人士的帮助。

（1）影响到日常生活，如活动、玩耍：比如说小熊怕狗，他也知道外面可能有狗，但还是会出去玩，毕竟，玩的诱惑是强烈的。如果一个孩子为了回避恐惧的对象或情境（如小狗）而拒绝出门，这就是影响到了日常生活。

（2）安慰无效：小熊怕狗，我把他抱起来，安慰一下，他也就不怕了。毕竟有我抱着他，小狗要咬也只能咬到我的脚。如果安慰无效，那家长就得注意了。

（3）不能通过分散注意力而消除：小熊虽然怕狗，但他不怕猫，如果我抱着他去看看猫，小熊立即来劲了，拿着石头或树枝去把小猫撵得到处跑（欺软怕硬的家伙）。所以，分散孩子的注意力往往是有效的。

当然，绝大多数孩子并没有达到恐惧症这种程度，那么，作为家长，应该怎么办呢？

父母安慰孩子并且保证会保护好孩子，是消除大多数孩子恐惧的有效方式。

比如说小熊怕狗，如果我再批评他："这么小的狗，有什么好怕的！"小熊会更加害怕，因为我忽视了他的担忧，他会认为我不能提供安全的保障。正确的操作方法是把小熊抱起来，他感觉安全了，现在小狗只能去咬爸爸了，所以不怕了。

小熊怕进游泳池，也可以用同样的方法：妈妈先向他解释，"你有游泳圈，而且妈妈会在水里保护你，所以你很安全"。事实上，我们这样向小熊讲了后，小熊告诉我们，他是害怕从游泳圈里面滑下去。我们再进行耐心的解释和示范，表示不会滑下去，而且有妈妈保护，非常安全。小熊当然也有害怕的情绪，不过还是愿意下水试试，刚开始他很紧张，但玩着玩着就放松了，第二次就完全不怕了。

作为父母，我们应该知道，孩子的恐惧是正常的，所有孩子都会出现恐惧，我们必须承认这一点，但不能夸大或轻视。

有哪些言行是一定要避免的？

（1）利用恐惧作为威胁。如"如果你不乖，医生就会来给你打针！"

（2）利用恐惧羞辱儿童。如"你胆子也太小了，竟然连虫子也怕！"

（3）对孩子控制恐惧有不现实的期望，认为简单解释一下孩子就不怕了。其实，孩子的认知能力有限，一定要让他们确定，自己是安全的。

（4）过分保护儿童或允许他们回避恐惧的刺激（物）。这是很多家长容易犯的错误。这样的行为会证实孩子的假设，即这种刺激（物）是可怕的。孩子被允许回避刺激（物）时，他们的恐惧会缓解，但是，这会强化他们的回避行为，如果下一次再遇到呢？所以，最佳的方法是，在安慰孩子并且保证会保护好他的前提下，让其逐步、反复地暴露在相应的刺激下（如小狗、打雷、社交等），让孩子学会勇敢面对。

战胜恐惧的最好方法是面对它！

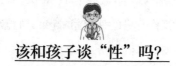

该和孩子谈"性"吗？

国外曾经有统计过不同年龄段的孩子对于"性"常常问出哪些问题，并发布于美国儿科学会的官网上。举几个例子，大家看看。

1岁半~4岁：

"我是怎么进到你肚子里的？"

"我进你肚子之前在哪儿？"

"我怎么出去的？"

"婴儿是从哪里来的？"

"为什么女孩没有阴茎？"

5~9岁：

"女孩要多大才能生孩子？"

"为什么男孩会勃起？"

"什么是月经？"

"人们是怎么性交的？"

"为什么有些男人喜欢别的男人？"

想不到吧，小屁孩们的问题竟然如此生猛！有些话题估计会让你很尴尬。但是，为什么人家的孩子会问，而我们的孩子几乎不会问这些问题呢？是我们的孩子不懂吗？或许不是不懂，只是不敢问而已。

其实，孩子有好奇心是正常的，各个年龄段的孩子都有关于"性"的不同问题。但是，当他/她问你时，作为父母，你准备好怎么回答了吗？

什么时候谈这个话题？

与孩子每天的日常接触会给你创造很多机会，这些机会被专业人士称为"可教的时刻（teachable moments）"，这就是谈论"性"的最好时机。例如，和孩子一起看电视或电影时，一起散步时，一起在公园里玩的时候，你们可能会遇到一些和"性"有关的事物，此时，你应该抓住机会。

如何开启这个话题？

最好让你的孩子主动提出问题，甚至诱导他提出问题。不过，不要低估孩子，他不一定对你放心，这得看你平时的表现如何。如果孩子对你不够放心，估计他会守口如瓶。所以，作为父母，在日常生活中就要蹲下身子，和孩子平视，做到开诚布公地交谈，让你的孩子知道你是完全值得信任的，他可以问你任何问题。

一旦孩子开始问问题，家长需要注意什么？

（1）即使问题很可爱，你也不能笑。孩子不应该因为他的好奇心而感到羞愧。

（2）不要表现得过于尴尬或严肃。保持平常心，至少在表面上你必须如此。

（3）尽量做出短暂的回答，不要解释得太长。例如，你不需要向4岁的孩子解释性交的细节。

（4）要诚实。对身体部位的名称无须遮遮掩掩。例如，和孩子一起洗澡时他看到你的乳房，大大方方告诉他这是乳房，他小时候吃奶的地方。

（5）一定要弄清楚：你的孩子是否想知道或需要知道更多。可以在你们的谈话结束后加上一句"你明白了吗？"或"还有没有什么问题？"

（6）关注孩子的反应。不要只顾着自己说话，要注意观察孩子，看看他的反应，随时准备调整自己回答问题的方式。

（7）做好重复回答的准备。孩子可能会对同一个问题反复提问：前天才问了，昨天又问，今天还问。作为父母，一定要有耐心。

家长需要教给孩子什么？

美国儿科学会建议，对于下面几点，你必须教给孩子。

（1）健康的人都有生殖器官，这是自然的。

（2）在公共场所展示裸体和进行性游戏是不对的。

（3）其他人，包括亲密的朋友和亲戚，都不能碰他/她的"私处"。唯一的例外是体检期间的医生和护士，以及如果他/她的私处疼痛时，应向自己的父母寻求帮助，试图找出原因。

作为父母，你应该知道，谈论性和性行为给了你一个与自己孩子分享你的价值观和信仰的机会。你的孩子需要知道，他/她可以向你寻求一个可靠、诚实的答案。

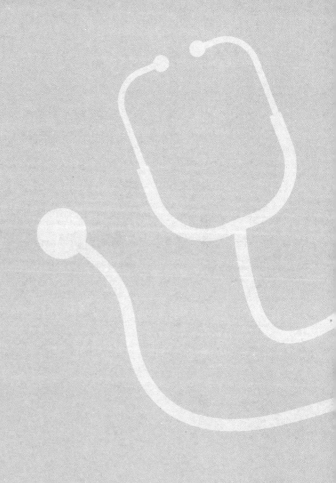

第 7 章

3 ～ 6 岁：关注幼儿健康与教育，为进入小学做准备

进入幼儿园，孩子老是生病，怎么办？

孩子进入幼儿园后更容易生病，对此家长们应该都能观察出来。

从道理上看也是如此。周末的时候，小明去游乐园玩，感染上轮状病毒；小红去图书馆看绘本，感染上腺病毒。周一上学，你带点轮状病毒过来，他带点腺病毒过来，大家再互相交流、分享一下，然后……

进园之前，孩子由家里人带，与其他孩子接触少，病毒的传播相对不易，但现在不同啦，幼儿园是大量孩子聚集的环境，很容易互相传播疾病。对此，家长们需要有一点儿心理准备。

不过，我们也应该知道，幼儿园孩子更容易患上的，往往是能够互相传染的感染性疾病，特别是病毒感染性疾病。那么，该怎么办呢？有的妈妈说，给孩子保暖最重要！幼儿园的阿姨应该照顾好孩子，用上隔汗巾，有汗了及时擦干，等等。其实，与大众的认知相反，保暖只是为了让孩子舒适，别被冻着，并不能防止疾病的传播。想想新型冠状病毒感染疫情就知道了，如果保暖能预防病毒感染，为什么我们在处理高风险患者时要穿上一会儿热出一身汗，一会儿冷得直打战的防护服呢？直接裹一件大棉袄多好，看起来也拉风。

事实上，预防能够互相传染的感染性疾病，关键的方法有三：一是隔离传染源，二是切断传播途径，三是保护易感人群。

1. 隔离传染源

如果孩子生病了，尽量不要去幼儿园，以免传染他人，如果大家都这样做，在保护他人的同时也能保护好自己。

2. 切断传播途径

常见的传播途径，一是手，二是呼吸道。

小孩子嘛，不那么讲卫生，用手揉眼睛、挖鼻孔，都是有的。然后，再用他脏兮兮的小手去玩玩具、拿吃的，病毒就从他的手上转移到玩具、食物上。如果另一个孩子也去摸了该玩具、食物，然后，用自己污染后的脏手揉眼睛、挖鼻孔，病毒就会在孩子之间传来传去。

怎么办？勤洗手，多清洗玩具。

另外，不少病毒可以通过呼吸道传播，如新型冠状病毒。另外，大家可能想不到的是，引起儿童腹泻的轮状病毒，也能通过呼吸道传播。所以，孩子拉肚子，不一定是吃了不干净的东西，病因或许来自他吸入的空气。

如何防止呼吸道传播呢？最好的办法是多通风！不要以为是吹风把孩子吹凉了，所以他会感冒。真正的原因很可能是不通风，室内空气中的病毒浓度高，所以孩子感冒了。

请注意，千万不要走极端，往往我一提及寒冷这个事儿，有的家长就会说，那就让孩子冻着算了！这不行，寒冷也会对人体造成损害，如冻伤。而且，穿得太多，孩子活动后出一身汗，反而更冷。我反对的是，将孩子生病的原因简单归结为"冷"。或许，这种冷只是妈妈觉得你很冷。

3. 保护易感人群

什么叫作易感人群？通俗点解释，就是容易被某种病原体盯上并感染的人群。那么，谁容易被盯上并感染呢？当然是缺乏保护力的人。

如何让他们增强保护力呢？最佳方法是接种疫苗。

疫苗可以提高针对某些特定疾病的免疫力，或者说，针对某一种病原体的免疫力，这称为"特异性免疫"。

例如，造成本次疫情的新型冠状病毒，人体第一次接触它时，还不知道这个家伙很坏，免疫系统的反应就会稍慢一点。因为人体的免疫机制起作用需要有个过程，先识别它，再提交报告给上级部门，告诉它们，坏蛋来了，然后再动员军队去消灭它。一般来说，如果这种病毒没有产生变异的话，它要是胆敢再来侵犯，那就没有第一次容易了。因为人体已经认识了这家伙，并且把它列入了黑名单，一旦发现，格杀勿论。

疫苗大概就是这个原理，先让人体识别某种病原体的主要特征，并且记住它，如果真的遇到该种病原体前来侵犯，就能够快速做出反应。所以，要提高针对某种病原体的特异性免疫，接种疫苗是个好方法。

如何让孩子长得更高一些？

影响身高最主要的因素是遗传

从不同人种的身高差异中，我们可以很容易地观察出这种现象，如非洲的尼格利罗人，其男性平均身高不足 150 cm；而同在非洲的马赛人，生活方式也很原始，与尼格利罗人类似，都处于生存条件较差的情况下，其男性平均身高数据虽有不同，但均表明在 170 cm 以上。

有个公式，是用父母身高来预测孩子的，大家可以看看。

女孩的靶身高 =（父亲身高 + 母亲身高 – 13 cm）÷ 2

男孩的靶身高 =（父亲身高 + 母亲身高 + 13 cm）÷ 2

不过，公式仅仅在一定程度上反映了遗传因素的影响，并不是绝对的。

如何让孩子长得更高？

就像每一位父母都希望自己的孩子学业优秀一样，他们也希望孩子的身高能够名列前茅。可惜的是，大多数孩子的身高只能在平均值附近。别怪孩子，这只是基因差异。

虽然基因决定了身高可能达到的上限，但要充分发挥潜力，我们仍然可以努力。努力的方向，大致有以下几个。

1. 营养

本书第 1 章及第 5 章都提及了营养问题，可以翻回去看一看。

这里要重复的重点：人体需要多种营养物质，其中有的需求量大，我们称为宏量营养素，包括碳水化合物、蛋白质、脂肪；有的需求量小，称为微量营养素，包括各种矿物质、维生素、膳食纤维等。各种营养素都是机体所需要的，就像建造房子需要砖石、水泥、钢材、玻璃等，各种原材料我们都需要，但也无须太多，应该保持一定的平衡。

因此，营养的关键是均衡！什么是均衡？就是什么都要吃，各种营养素都要摄入，才能保证人体这座"大厦"的建设，孩子才能茁壮成长。

但是，对于身高发育很重要，而多数中国人的膳食结构往往摄入不足的，是蛋白质，特别是优质蛋白质。优质蛋白质的良好来源是肉、蛋、奶。

2. 睡眠

生长激素的分泌主要是在睡眠中进行的，睡眠不足，有可能导致生长激素的分泌减少，所以，为了长高，应保证充足的睡眠。

3. 运动

运动也能增加生长激素的分泌。

"各年龄段儿童该如何运动？"这一问题贯穿于本书各章中，可以再回顾一下。大家需要注意的是，目前医学界并没有认可哪一种运动方式对长高有特效。

其实，说到长高，我估计，大家应该听说过生长激素这种药物，它真的是神药吗？到底该不该用？

生长激素是人体脑垂体所分泌的一种激素，它的主要作用是促进骨骼、内脏等全身各部位的生长。有一种疾病叫作生长激素缺乏症，显然，患有该疾病的孩子，体内缺少生长激素，所以需要外源性的补充。对于骨骺未闭合的生长激素缺乏症患儿，越早开始治疗，促进生长的效果就越好。因此，应在确诊后立即开始治疗，并持续至身高停止生长时。

有的孩子并没有生长激素的缺乏，却仍然矮小，而且，他们的矮小并不是由营养不良、甲状腺功能低下等情况所致，或者说，我们不能找出他们矮小的真正原因，这种情况在医学上称为特发性矮小。

对于特发性矮小的孩子，可以使用生长激素吗？

虽然，他们的体内并不缺乏生长激素，但是，给这些孩子使用后，很可能也是有效的，但效果不一定好。美国食品药品监督管理局已经批准将生长激素用于治疗特发性矮小，但也制定了严格的适应证，即儿童的当前身高低于均值 2.25 个标准差以上，骨骺未闭合且基于骨龄预测的成年身高低于正常范围，即成年男性身高 < 160 cm，成年女性身高 < 150 cm。但是，包括欧洲联盟国家在内的大多数其他国家，并未批准将生长激素用于治疗特发性矮小。

所以，生长激素主要应用于以上两种情况：生长激素缺乏症及特发性矮小。

如果诊断为生长激素缺乏症，通常需要予以生长激素替代治疗。

如果考虑特发性矮小，应与医生充分沟通，权衡利弊后决定是否使用。

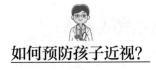

如何预防孩子近视？

我国少年儿童的近视发病率，可用骇人听闻这个词来形容！据国家卫生健康委员会公布的数据，2020 年，我国儿童青少年总体近视率为 52.7%，其中，小学生为 35.6%，初中生为 71.1%，高中生为 80.5%。这些数字远远高于欧美国家。

我必须告诉大家的是，近视是一种疾病，无论程度如何，均会造成眼睛的病理性改变，即使是轻度近视。近视会导致眼轴长度的变化，度数越高，眼轴会越长，眼内的组织也会变得越来越薄，继而出现退化及并发症的风险也就越高，包括玻璃体及视网膜退化，患者可能会出现飞蚊症，还会增加视网膜破裂及脱离的风险；而较严重的并发症，如眼底黄斑血管增生、出血及退化则会令人视力模糊，产生影像变形及视野缺损等。

有人认为，不用这么焦虑，等孩子长大了，给他做个近视手术就行。其实，近视的根本原因在于眼轴拉长了，而手术只能矫正屈光状态，降低屈光度，相当于是把近视眼镜戴在了角膜上。手术仅仅是为了摘下眼镜，而近视的状态是永远没有变化的，尤其是高度近视导致的眼球变化是不可逆的。

所以，关键问题有两个：第一，孩子已经近视，能恢复吗？该怎么办？第二，孩子还未近视，如何预防？

孩子已经近视，能恢复吗？该怎么办？

大家必须知道，近视是不可逆的！

也就是说，一旦出现近视，不但不能恢复，而且由于孩子的眼部发育和可能持续存在的用眼不当，度数还会每年不断增加！2019 年，国家卫生健康委员会、国家教育部、国家市场监督管理总局、国家中医药管理局、国家药品监督管理局等六部门联合印发了《关于进一步规范儿童青少年近视矫正工作切实加强监管的通知》，明确指出：在目前医疗技术条件下，近视不能治愈。我们通常所说的"矫正"这个词，是指通过各种措施让孩子能够看清楚，而不是让他的近视眼恢复到正常状况。但是，很多不良商家打着各种幌子，如"视觉训练""眼部按摩"等，声称能够"降低度数""恢复视力"，其实都是骗子，大家要擦亮眼睛。

估计有的家长会对此产生怀疑，他们提出了看似强有力的反驳，经过自己孩子的亲身检测，经过视觉训练后，视力确实改善了！

其实，你们被骗了。

比如，两名孩子，小 A 与小 B，裸眼视力同为 4.5，都佩戴 400 度的眼镜，戴上眼镜后，矫正视力都达到 5.0。做个实验，给小 A 继续戴眼镜，而让小 B 取下眼镜，进行"视觉训练"，一段时间后，再检测他俩的裸眼视力，你会惊奇地发现，小 B 的裸眼视力竟然提高了，达到4.7！难道，小 B 的近视真的被逆转了吗？不，不是。因为人的视力不仅依靠眼睛，也需要用脑！小 B 一段时间没戴眼镜，并进行所谓"视觉训练"，那么，他的脑部视觉中枢会自动去适应这种模糊的成像，提高图像处理能力，让他感觉自己的视力变好了；而小 A 长期戴着眼镜，能看清楚，视觉中枢也没有经过这种训练，所以感觉视力还是原样。可见，小 B 所谓的好转，并不是眼睛视力的好转、近视的减轻，而是视觉中枢处理能力的提高。有的家长可能会说，只要能让孩子看清，这也行啊。不，不行！如果不戴眼镜，由于眼睛看不清楚，视网膜无法清晰成像，不仅容易导致视疲劳，还会让近视度数增加。

不过，就算戴上了眼镜，由于孩子的眼部发育和可能持续存在的用眼不当，近视度数还是会逐步增加。

顺便提一点，有一种叫作假性近视的，其实那不是近视，而是用眼不当导致睫状肌不正常的收缩所致，是眼调节能力的失调，这种情况可以扭转。医生在检查视力时通常会先散瞳，也就是滴点眼药水以麻痹睫状肌，这样就能分辨出是否为假性近视了。

所以，当孩子已经近视，我们不要天真地认为可以通过各种方法来扭转近视、恢复正常，应该及时带孩子到眼科医疗机构检查，遵从医嘱进行科学矫正。一方面，让孩子能够看清楚，避免因视物模糊而致眼疲劳、近视加重；另一方面，采用合理的方法延缓近视进展。

常用的矫正方法有以下几种。

1. 戴眼镜

请先到医院或专业的机构进行验光，配一副度数合适的眼镜，而且，应定期复查，如果度数出现明显的变化，可能需要更换镜片。

2. 戴角膜塑形镜

学名为夜戴型角膜塑形镜，这个词比较学术，但它还有个通俗的名称，估计大家都听说过，那就是 OK 镜，是指近视患者在睡眠期间佩戴硬质角膜接触镜，它能暂时改变角膜的形状，从而改善患儿白天不戴眼镜时的裸眼视力。这个角膜接触镜就像隐形眼镜一样，戴在眼皮里面，直接接触角膜。

OK 镜算不上是新事物，早在 2002 年，美国食品药品监督管理局即批准将它用于最高 6.00 D 近视及最高 1.75 D 散光的患者。实践证明，佩戴第一晚后，患者的裸眼视力就能够得到显著改善。不过，一旦停用，患者会在 5 ～ 10 日内恢复到治疗前的水平。所以，OK 镜的作用是改善视力，而不是从根本上恢复视力。但是，OK 镜还有一个好处，它能在一定程度上延缓近视的进展。

所以，从短期改善视力和延缓近视进展的效果上来看，OK 镜是 OK 的。但是，安全性如何？几乎任何医学干预措施都是有风险的，OK 镜也不例外。它有可能导致微生物角膜炎、角膜溃疡等问题，虽然并不常见。而且，只要注意以下几点，出现并发症的可能性会降至最低。

（1）患者遵从镜片护理、清洁和消毒操作说明。

（2）遵医嘱定期随访。

（3）使用合适的润滑剂。

（4）定期更换镜片。

总结起来，就是一点：严格按照医生的医嘱使用并注意卫生。

我家小丫姐姐使用 OK 镜已经 3 年了，近视控制得非常好，度数没有增长，也没有出现过角膜炎等情况。但我也了解到有些孩子反复出现角膜炎，最终放弃使用 OK 镜。其实，只要注意卫生，戴镜前洗手，按要求对镜片进行清洁与消毒，这应该是能够避免的。

3. 使用离焦镜片

离焦镜片的学术定义：一种通过周边离焦设计以减少视网膜远视性离焦，甚至形成近视性离焦，以达到延缓近视进展目的的镜片。

用通俗的语言解释一下，意思是说，近视后可以通过戴眼镜来帮助孩子看清楚，否则，长时间看不清会导致视疲劳，使近视加深更快。

我们知道，普通的眼镜是这样的（图 18）：

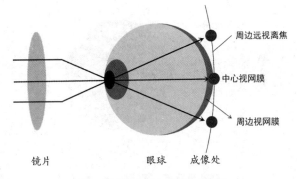

图 18 普通镜片成像示意图

光线通过眼镜的镜片后，成像于眼球后方的视网膜处。但是，由于眼球曲度的原因，仅仅中央区域的成像正好落在视网膜上，而周边区域的成像则落在了视网膜后面。

这样的后果是什么呢？

显而易见，只有当图像刚好落在视网膜上时，成像才最清晰；而仅仅中间部分清晰，周边不清晰时，眼睛为了适应这种状况就得进行调节，调节的方法是眼球曲度减少、向后延长，而眼球的这种延长正是近视的基本病变——眼轴延长。

怎么办？

再看图 19。

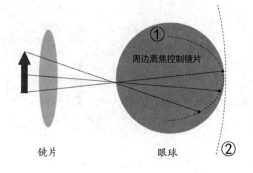

周边离焦控制镜片

①

②

镜片　　　　　　　　　眼球

图 19　离焦镜片成像示意图

　　同样，前面为镜片，中间是眼球。如果佩戴的是普通镜片，则成像落于虚线②处；但是，当使用离焦镜片时，由于其特殊的周边离焦设计，成像落于虚线①处。

　　这有什么好处呢？

　　为了看清楚，眼睛会进行反向的调节，眼球趋于被拉短，这与近视的基本病变——眼轴延长正好相反，可起到拮抗的作用。

　　以上即为离焦镜片的基本原理。

　　根据原理来看，离焦镜片应该对于延缓近视的进展有效，但是，事实上，我们发现，在实际的应用中，它的效果并不尽如人意。

　　目前对于离焦镜片的实际使用效果研究已经不少了，报道的有效率多在 30% ~ 60%，与 OK 镜相比，还是有很大的差距。不过，离焦镜片的优点在于方便，与佩戴普通眼镜没有什么差别，只是镜片稍贵一些。

　　我的个人看法：若要延缓近视程度加重的进程，如果能够使用 OK 镜，还是使用 OK 镜好些；如果不能，也可试试离焦镜片。

4. 使用低剂量阿托品滴眼液

0.01% 的阿托品滴眼液可延缓近视的进展，使用请咨询眼科医生。

5. 使用多焦镜片

国外有相关报道，多焦镜片可轻度延缓近视进展。不过国内使用较少，如有需要，请咨询眼科医生。

如何预防近视？

要预防近视，除合理用眼外，最好的方法是增加户外活动的时间，平均每天至少达到 2 小时。

而且，即使已经近视了，也应保证每天有充足的户外活动时间。

孩子早餐吃什么更有营养?

一日三餐的摄入量，比例约为 3 ： 4 ： 3。《美国居民膳食指南》要求：早餐中能量、蛋白质、维生素及矿物质等营养素应该达到推荐膳食供给量的 25%；《中国居民膳食指南》建议：来自早餐的能量应占全日总能量的 30%。所以，我们每日所需营养的 1/4 ~ 1/3，需要从早餐中获取。来自早餐的能量和营养素在全天的能量和营养素摄入中占有重要地位，早餐所提供的营养素很难由一天中的其他餐次来补充。

吃饱好办，但是，该怎么吃才能吃好？这是个技术活。

所谓吃好，就是各种主要的营养素都要摄入，比例要恰当。

主要营养素

1. 蛋白质

这种营养素的主要功能是构成机体组织和器官，次要功能是分解产生能量。

分别解释一下。

第一点，主要功能，构成机体组织和器官的重要成分。

意思是说，蛋白质是构成机体的重要原材料，就好比修建大厦的砖瓦。原材料如果不足，拿什么来建造人体这座"大厦"？孩子能长高吗？能长壮吗？

第二点，次要功能，分解产生能量。

能量是什么？用来干什么？人要维持体温，要活动，都需要消耗能量，三种宏量营养素都能够分解产生能量，而蛋白质并不是提供能量的主要物质。

有些蛋白质，人体的吸收利用度高，被我们称为优质蛋白质。来源于动物性食物的，如瘦肉、鱼虾、鸡鸭鹅、蛋类、奶类等，是优质蛋白质，另外还有大豆蛋白，也可算作优质蛋白质。有些来源于植物性食物的蛋白质，如大米、玉米、小麦等，不是优质蛋白质。而且，同等重量下，植物性食物中的蛋白质含量远远低于肉类。所以，要吃荤，才能保证摄入足够的优质蛋白质。

2. 碳水化合物

这种营养素的作用主要是给我们的身体供给能量。

碳水化合物的来源多为主食，如米、面、薯类等。

人体约一半的能量需要从碳水化合物中获取，碳水化合物摄入太少，供能不足，对身体不好。但是，过多摄入碳水化合物，其多余的部分会在体内转化为脂肪储存起来，导致肥胖。

在我们的饮食习惯中，通常以米、面等主食的摄入为主，而优质蛋白质摄入不足，这是不合理的。米、面等所提供的营养素主要是碳水化合物，其蛋白质含量低、质量较差，因此，要做到营养均衡，应注意主食的摄入量不能过多。同时，有些人为了减肥而不吃主食，这种做法同样不可取。

某些特殊情况，如生酮饮食，请咨询医生，不要自行尝试。

3. 脂肪

大家都想消灭自己身上的脂肪，其实脂肪也挺无辜的，毕竟它还是有用的，如提供能量、保暖等。

摄入太多脂肪没好处，所以，应少吃肥肉、少吃油。

不过，完全不摄入脂肪也不对，有的脂肪是人体所必需的，称为必需脂肪酸。它包括两种，亚油酸和 α - 亚麻酸。

绝大部分脂肪酸，人体都可以利用其他的脂肪酸来合成，但必需脂肪酸是人体不能合成的，必须从食物中获取。

亚油酸主要含于葵花籽油、玉米油、芝麻油、红花油等植物油中，α - 亚麻酸主要含于核桃、低芥酸菜籽油、大豆油中。另外，有一种脂肪酸叫作二十二碳六烯酸，也很重要，它的俗称大家应该听说过，叫作 DHA。

至于各种微量营养素的补充，本书也曾陆续介绍过，如果忘了，可以通过目录查找，翻回去看看。

如何选择早餐？

给出一道选择题，以下三种早餐，哪种是合适的？①馒头＋粥；②牛奶＋鸡蛋；③奶油蛋糕。

下面，我们分别进行分析：

馒头＋粥：传统早餐，多以碳水化合物为主，这不可取！各种粮食类，如大米、小米、面粉、高粱、燕麦等，其营养成分都以碳水化合物为主。所以，无论用其制作成什么食物、变出什么花样，如馒头、发糕、粥等，其营养物质也主要是碳水化合物。

牛奶＋鸡蛋：这又进入了另一个极端。牛奶、鸡蛋、肉类，蛋白质含量丰富，且为优质蛋白质。但是，仅仅喝牛奶、吃鸡蛋、肉类，对不对呢？也不对！碳水化合物对我们是有用的，其作用主要是提供能量。仅仅摄入高蛋白食物，缺乏碳水化合物，这些蛋白质会被转化为热能而不是被用于建造人体，因而被白白浪费掉，这同样对身体是不利的。

奶油蛋糕：过多摄入脂肪当然不好。人体需要脂肪，但不需要太多脂肪。牛奶、鸡蛋中也含有脂肪，这就够了。某些食物，如奶油蛋糕、黄油抹面包等，脂肪太多了。

营养的关键是均衡，人体需要摄入多种营养素。一顿丰盛的早餐，应该尽量提供多种食物以保证人体的这种需求，其中，主食（粮食类）是基础，高蛋白食物（肉、蛋、奶）是关键，其余的，蔬菜、水果、坚果等，可适当摄入。

例如，以下搭配都是比较合适的。

（1）一个馒头、半个苹果、一根肉肠、一杯牛奶。

（2）两片面包、一根香蕉、一些牛肉、一杯牛奶。

（3）一碗面条、一个鸡蛋、一杯牛奶、一个橙子。

总之，有粮食类，有肉、蛋、奶，什么都要吃，才是好早餐。

包皮手术，需要做吗？

不少家长会选择在孩子上小学前的暑假进行包皮手术，一是还没进入小学，不影响学习，而且孩子放假了，有时间；二是穿得少，容易护理。

其实，手术之前，我们应该认真思考一下，这个手术到底要不要做？

哪些孩子必须做？哪些孩子可以不做？做了有什么好处？有什么坏处？什么时候做？这些问题，我来一一解答。

割，还是不割，这是一个问题

通常有两种情况，家长会带孩子去割包皮，一种称为包皮过长，一种称为包茎。我们分别来研究。

1. 包皮过长

首先，这个"过长"，有没有一个标准呢？没有。其实很多男人都是"长"的，毕竟，长，是有道理的，因为龟头是个敏感部位，需要一点保护，我们现代人可以用裤子来保护它，可原始人没裤子，不得不穿上包皮这件"真皮铠甲"。

2. 包茎

包茎是指包皮无法回缩，不能露出龟头。

包茎又可以分为两种：生理性包茎和病理性包茎。

（1）生理性包茎：生理性包茎几乎见于所有新生男婴，这是包皮与龟头之间的先天性粘连所致。仅有约 4% 的男性在出生时包皮可完全回缩，露出龟头，而超过半数新生男婴包皮回缩还不足以显露出尿道口。但是，出生后，随着阴茎的生长和生理性勃起（是的，小宝宝也会勃起，妈妈们看到了不要太惊奇），包皮将会回缩，而且，包皮与龟头之间会形成包皮垢，从而使粘连分离，利于包皮回缩。所以，生理性包茎的自发缓解率较高，也就是说，自己会长好。

但是，什么时候能长好因人而异，目前医学上还无法确定一个准确的年龄界限。

有一项纳入 2149 例中国台湾男童的研究阐明了这一观点，该研究报道了 3 个不同年龄组，即一、四、七年级的孩子，他们 5 种包皮解剖学分类的发生率如下。

可完全回缩：分别为 8%、21% 和 58%

部分回缩，部分龟头可见：分别为 40%、41% 和 29%

部分包茎，仅尿道口可见而龟头不可见：分别为 33%、25% 和 7%

包茎，尿道口和龟头均不可见：分别为 17%、10% 和 1%

已行包皮环切：分别为 3%、4% 和 5%

可见，随着年龄的增长，生理性包茎会逐渐缓解。

有的医生会指导孩子和（或）家长进行轻柔的包皮牵拉练习，这是可以的。但是，动作一定要足够温柔！否则可能会撕裂包皮并导致出血，而且，损伤可能引发纤维化，进而导致病理性包茎。甚至有一种现象叫作嵌顿包茎，就是说，包皮牵拉上来后卡住了，无法回到其正常位置。这就好比穿了件小袖子的衣服，袖子拉上来后就下不去了，会造成龟头静脉和淋巴淤滞，必须及时就医，否则后果很严重。

（2）病理性包茎：是指包皮远端瘢痕形成而继发的包皮无法回缩。

原因包括感染、炎症和我前面讲过的外伤引起包皮纤维化致瘢痕形成。病理性包茎的发病率为 0 ~ 16%。

以上几种类型的治疗方法如下。

包皮过长，可割可不割。

生理性包茎可以等等，看能否自己长好。

病理性包茎通常需要手术治疗。

割包皮的利弊

对于可选择的情况，割了，有什么好处？有什么坏处？

1. 好处

（1）更卫生：多一层皮，不好清洁，需要翻起来洗。不过，在不能翻起来之前，不要强行去翻，这地方太敏感，不仅痛，还容易受伤。

（2）减少泌尿道感染：少了这层皮，感染会减少，而且，对于某些性传播疾病，如艾滋病，有预防作用。

（3）减少阴茎癌发病率：犹太人由于宗教原因，一般都割了包皮，所以他们几乎没有阴茎癌。不过，阴茎癌的发病率本来就很低，用挨上一刀来预防，似乎不怎么划算。

但是，男性割了包皮后，其性伴侣的宫颈癌发病率会降低，所以，为了将来另一半的健康，作为一名负责任的小男孩，还是可以挨下刀子的。

（4）更美观：当然，这一点见仁见智，每个人的审美观不同。

2. 坏处

（1）手术有风险：虽然，这是一个很小很小的手术，但也是有风险的。常见的问题有出血、感染、损伤等。损伤虽然并不常见，但切除过多或过少，甚至伤及阴茎，都是有可能的。

（2）可能会影响"性"福：包皮含有特殊的感觉黏膜，因此，有人担心，当包皮被切除时，阴茎末端敏感性可能下降、性感觉可能也下降。不过，包皮切除后的男性，射精时间可能会延长，这被认为或许和敏感性下降有关。所以，"性"福是多了是少了，还真不好说。

总之，切除包皮是有利有弊的一件事，是否要割，不仅仅是个医学问题，宗教、文化都是重要因素。据估计，全球男性包皮环切率为37% ~ 39%。他们进行包皮环切，多数是宗教原因。

所以，割还是不割，需要家长权衡利弊，自己决定。

什么时候割？

美国一般在新生儿期进行，这样做当然有一些好处：首先就是容易，新生儿不会反抗，最多就是哭一会儿。2012 年，美国儿科学会关于男婴行包皮环切术的工作组总结："新生儿男性包皮环切术的健康益处超过其风险。"然而，美国儿科学会不推荐常规实施包皮环切术。他们认为："父母应根据自身宗教、文化和个人意愿来权衡健康益处与风险，因为并不是每个家庭都会因为单纯的医学获益而忽视其他问题。"

不过，欧洲国家并不主张新生儿期进行包皮切除，我国也一般没有在新生儿期进行这一手术。

此后的婴幼儿期（0 ~ 3 岁）同样很少做这个手术，因为这个阶段的孩子还不能配合，而且手术后可能去抓，造成出血及感染。

所以，通常的手术时期会选择在孩子能够配合的年龄段，不少家长选择孩子上小学前的那个暑假进行。

拥有一口整齐的牙齿，从换牙期开始

关于孩子的乳牙、换牙、预防龋齿等问题，我前面已经写过了，现在聊一聊大家可能会忽视的一件事儿，你家孩子是否拥有一口整齐的牙齿？

牙齿长得乱七八糟、不美观，用我们的专业语言描述，称为错𬌗畸形。这个问题对于孩子的外表美观很重要，必须关注。

毕竟，换牙时牙齿不齐的发病率很高！高到多少呢？大家可以猜一猜，在心里预估一个百分比。然后，我揭晓答案：约70%！

所以，各位家长，一定要在孩子换牙时提高警惕哦！我国儿童牙齿不齐的发病率实在是太高了，而这个问题会影响到孩子的牙颌面功能及颜面美观。

换牙期是关注孩子牙齿问题的关键时期，因为这是很容易出现牙齿问题的阶段。早发现、早处理，事半功倍。

《中国儿童错𬌗畸形早期矫治专家共识》中也明确指出：在牙颌面的不同发育阶段，在错𬌗畸形发生、发展的初期及时发现牙颌面的形态结构及功能异常，通过合理有效的干预，排除口腔及全身相关的环境因素对牙颌面发育的不良干扰，同时降低错𬌗畸形的严重程度和复杂程度，事半功倍地达到牙颌面协调美观和功能健康的治疗效果。

专业语言有些拗口。通俗说就是：对孩子的牙齿问题，要进行早期合理的干预！

怎么干预？要养成看牙医的好习惯！发现问题，及时去看；没发现问题，也要定期去看。要让孩子有一口健康整齐的好牙，需要从小就定期去看牙医，这从长出第一颗乳牙就应该开始了！当然，需要进行矫治的孩子是少数，而且，各牙科机构可能也良莠不齐，可能会出现过度医疗的现象，但是，当孩子出现以下表现时，请一定要去看医生。

1. 口呼吸

孩子鼻呼吸不畅时，就会进行口呼吸。所以，造成鼻腔堵塞的各种原因，如腺样体肥大等，都会导致孩子出现口呼吸。口呼吸可引起唇外翻、脸前突、长面型、下巴后缩、后牙咬不拢等，需要尽快就医。除此之外，睡觉打鼾，甚至咬不断面条等日常情况，也需要引起家长们的重视，这些异常表象背后的原因可能就在孩子的牙齿上。

2. 天包地、地包天等

天包地是指上颚的牙齿始终包住下颚的牙齿，下巴凹下去的现象。地包天则是指当牙齿咬合时，下前牙咬在上前牙的外面，医学上称之"反𬌗"。

还有其他类似的表现，如脸型不对称、小下巴等，同样要重视。

3. 乳牙早失、乳牙滞留、乳牙太密

乳牙早失：就是牙齿掉太早了，缺牙的位置就会因为邻牙移位而被占据，到了要长出恒牙的时候，就可能导致错位萌出，甚至长不出来（埋伏阻生）。

乳牙滞留：该换牙了还没有脱落，可能会导致后继接班的恒牙萌出受阻，出现萌出顺序异常，或错位萌出，或埋伏阻生，造成牙齿排列及咬合不正。

乳牙太密：可能会形成我们通常所说的小虎牙。

4. 孩子有某些不良习惯

如不良唇习惯（咬嘴唇）、不良吮指习惯（吸手指）、不良舌习惯（吐舌头）等，都可能会造成牙齿的错位甚至面部畸形。

最后，小结一下。

儿童牙齿长得乱七八糟这一问题，用专业术语来表达，叫作错𬌗畸形，这比较常见，特别是换牙期容易出现。牙齿长得不好，不仅影响美观，也会引起其他问题。牙齿拥挤、错位，会导致食物残渣、软垢及结石不易清洁，进而引发龋病、牙龈及牙周疾病、根尖周病等。定期看牙医，及时看牙医，有问题早期处理，会容易很多。

关于生长痛，这些常识必须了解！

　　处于生长发育阶段的孩子们常常出现夜间双腿疼痛，我们习惯性称此为生长痛。

　　早在 1823 年，有一名学者杜尚（Duchamp），首次提出了"生长痛"这个概念。200 多年过去了，直到今天，我们同样能够观察到杜尚曾经观察过的现象，很多孩子会出现反复的下肢疼痛，且往往在夜间出现。但是，即使在科学昌明的现代，造成这种疼痛的原因仍然没有被医学界所明确，只是考虑可能与儿童的生长发育有关，所以称其为生长痛。

　　可见，所谓生长痛，有两点特征：第一，它是一种观察性的经验总结，我们观察到的现象是孩子肢体疼痛；第二，至于引起这种疼痛的真正原因，目前仍然不清楚，只是考虑可能与儿童的生长发育有关，故称之为生长痛。

　　虽然冠着"生长痛"这个名称，但真正的疼痛原因究竟为何，我们不知道！

　　由于认识不足，所以要重视它，以免出错。毕竟，很多疾病都会造成肢体疼痛这一症状，要确认是哪种疾病所致，有时很复杂，极易被误诊为生长痛。

　　请记住，如果要给孩子贴上"生长痛"这个标签，必须注意两点。

（1）是否符合生长痛的表现。

（2）有无其他疾病的可能性。

生长痛的一般表现

生长痛是儿童发作性肌肉骨骼疼痛最常见的原因。在不同的研究报道中，患病率差异很大，为 3% ~ 37%，它通常具有以下这些特点。

（1）通常发生于 3 ~ 12 岁。

（2）疼痛主要位于下肢。

（3）疼痛常分布于双侧，往往在大腿、小腿、腘窝或胫骨。

（4）疼痛呈阵发性，可能为重度。

（5）较年长的儿童（6 ~ 12 岁）可能将疼痛描述为绞痛、虫爬感。

（6）疼痛主要发生在傍晚或夜间，通常在清晨缓解。

（7）按摩、热疗或使用镇痛药（如对乙酰氨基酚或布洛芬）可缓解疼痛。

（8）大约 1/3 的患者合并反复腹痛和（或）头痛。

（9）患儿常有生长痛的家族史。

（10）疼痛是慢性的，呈阵发性，通常一周至少发作 1 次，持续数年，并延续到青春期。不过，各次发作之间可能有数日、数周或数月的无症状期。

其他需要考虑的疾病

1. 儿童急性良性肌炎

这种疾病常见于病毒感染后，最常发生于流感病毒感染后，多表现为小腿肌肉疼痛，医生往往会给孩子抽血做个检查，如果血液中的肌酶明显升高，则有助于确诊。该疾病为自限性，可于休息后自行好转。

2. 应力性骨折

骨折这个词，大家肯定都明白，就是骨头断了，用 X 线一照，显而易见。

一般是外伤所致，如摔一跤，"咔嚓"，骨折了。

但应力性骨折有些不同，我们可以想象，一根铁丝，你反复将它弯来弯去，最后，铁丝会断掉。但在铁丝折断之前，其内部已经千疮百孔，最后折断前的一扭，只是压垮骆驼的最后一根稻草。发生应力性骨折时，骨头就像这根铁丝，因为反复受到拉伸或压缩应力而产生了过度使用性损伤，虽然还没有完全断裂，但已经有了严重的损伤。如果还当作无害的生长痛，说不定哪一天就会"咔嚓"一声，完全断掉。

3. 一些恶性的病变

如骨肿瘤。这可能是最难与生长痛相鉴别的疾病，因为它所引起的疼痛一般也发生在夜间，最初也可能呈间歇性，并随时间推移而逐渐加重。不过，与生长痛最常呈双侧分布相反，肿瘤引起的骨痛呈单侧分布，而且可能会触及肿块。

4. 特发性髋关节骨坏死综合征

在 3 ~ 12 岁儿童中，该病通常表现为髋痛和急性或隐匿性跛行，发病峰值年龄为 5 ~ 8 岁。这种疾病在早期难以被 X 线发现，因此，具有髋痛或跛行等症状的孩子，都需要请儿外科医生看看。一旦确诊，不得负重，可以予夹板或手术等方式固定。

5. 风湿性、类风湿关节炎

这一类疾病儿童虽然少见，但也应考虑。

6. 其他

其他可能的因素还有很多，无法一一列举。

总之，给孩子贴"生长痛"这个标签时一定要慎重，切不可大意！

这件会让孩子变丑的事儿，应注意！

看病的时候，医生常常叫孩子张开嘴，说"啊……"这时，医生会看到孩子的扁桃体。

我们所看的，称为腭扁桃体。因为它最容易被看到，所以，通常所说的扁桃体，就是指它。

不过，还有一种扁桃体，叫作咽扁桃体，它的位置更靠里面，不容易被看到，但是，它如果肿胀起来，更易堵塞呼吸道，造成一些麻烦的问题。

通常，对于咽扁桃体，我们用"腺样体"这个名字来称呼它。

所以，扁桃体可分为两种，张开嘴巴很容易看到的是腭扁桃体；不大容易被看到，但肿大后更可能阻塞呼吸道的是咽扁桃体，或称为腺样体。

腭扁桃体与咽扁桃体都是人体口咽这道大门的忠诚卫兵，如果敌人来了，卫兵首当其冲，当然容易受到侵犯。所以，扁桃体炎是儿童的一种常见疾病。但是，如果扁桃体反复发炎，在炎症的刺激下，它可能会增生、长大，甚至导致呼吸道梗阻，此时就要考虑切除这件事儿了。

腺样体肥大后更易引起梗阻，梗阻的主要表现为鼻塞。如果出现以下几种情况，则需考虑进行腺样体切除，请及时就医。

1. 重度阻塞症状

如出现严重的阻塞性睡眠呼吸暂停。这种现象成年人比较多，但儿童也有，很多患者都有打鼾的表现，在一段均匀的打鼾后出现较长时间的中断，仿佛憋得"背过气去"，而且反反复复出现。显而易见，这会造成缺氧，同时也影响睡眠质量，导致白天疲倦、嗜睡，晨起头痛等，对于孩子来说，还会导致行为及学习问题，严重时可致生长障碍。

腺样体肥大可引起阻塞性睡眠呼吸暂停，此为腺样体切除的绝对适应证，很多患儿还需同时切除腭扁桃体。

2. 中度梗阻症状

如阻塞症状（口呼吸、闭塞性鼻音或嗅觉障碍）已持续至少一年，且保守治疗无效，也建议切除。

3. 腺样体面容

由于腺样体肥大导致呼吸道梗阻，孩子在睡眠时张口呼吸，长期如此，会引起孩子面容的改变，如牙齿排列不整齐、上切牙突出、上唇厚且翘起、颌骨变长等，影响美观。

腺样体面容一旦出现，即使切除腺样体，这一面容或许也不能改变。所以，早期发现问题，及时处理，很重要。

你家孩子愿意与别人分享吗？

　　小熊 3 岁的时候，有一天，姐姐在学校得了两块巧克力，她没有吃，而是拿回家和小熊分享。姐姐先把自己那块拆开，和小熊一人一半，小熊很高兴。然后，小熊拆开自己那块，却说："我要自己吃光，不给姐姐！"妈妈说："小熊，姐姐都和你分享了，你也应该和姐姐分享！"小熊大叫："不！"

　　还有一次，晚上在小区里面玩，小熊带着他的滑板车去，玩了一会儿就不玩了，扔在一边。可是，如果有别的小朋友想玩，小熊马上大叫："我的！"然后一把抢走。妈妈说："小熊，你反正现在没有玩，和小朋友分享一下吧。"小熊的回答很坚决："不！"

　　遇到这么一个"熊孩子"，怎么办？该不该教他分享？怎么教他分享？

　　首先，我们需要学习一下儿童分享行为的特点。

　　有一个经典的小实验，可以用来研究儿童的分享行为，就是独裁者游戏。大概这样做：当孩子情绪稳定时，主试人与被试的孩子在桌子前平坐平视，给孩子讲解规则，待他理解后，在桌面上摆出 10 张相同的粘贴画，告诉孩子："这些贴纸全都送给你，你可以全部拿走。不过，接下来还有另一名小朋友会来，如果你愿意，可以留一些粘贴画给他。"

然后，让孩子当着主试人的面分配这些粘贴画。

作为一名完全理性的决策者，当然会把粘贴画全部留给自己喽，可不会傻乎乎地分给别人。不过，人是一种社会性动物，也会顾及他人的感受，存在一些利他行为。况且，还有人在看着你呢！那么，孩子们会怎么做呢？实验显示，3岁左右的孩子，基本不会与别人分享，自己全部都要，即使主试人正盯着他们的这种自私行为，孩子们也满不在乎。而5岁左右的孩子会有所不同，倾向于分一些给下一个孩子，他们大多会分享出一半左右的粘贴画。

可见，分享行为需要到了一定的年龄才会出现。

国外有学者还进行了类似的实验，被试者是一组4~12岁的儿童，主试人要求他们每个人都要与其不认识的一个同龄孩子分享某个好东西，不过，研究者坏坏地将分享物设置成了单数，所以无法做到平分。实验设定：如果儿童分给别人的比自己留下的多，就被划分为利他性的分配方式，否则就是自私性的分配方式。

结果显示，69%的6~7岁儿童、81%的7~9岁儿童、96%的9~12岁儿童采用了利他性的分配方式，而只有33%的4~6岁儿童选择了利他性的分配方式。在不同文化背景的国家，如以色列、美国、英国、日本和中国的研究中，都出现了类似的结果。

所以，我们认为，随着年龄的增长，利他行为逐渐增多。

那就不急，慢慢来吧。

小孩子的分享行为

其实，很小的孩子，也会有分享行为。

（1）12个月的婴儿偶尔会把玩具给同伴玩。

（2）18个月的孩子有时能做到把玩具递给成人，甚至对他人所表现出的情感做出反应（如妈妈假装哭，他们会摸一摸妈妈以示安慰）。

（3）两三岁的孩子会对伤心的同伴表现出某种同情和怜悯。不过，同情归同情，你要是让他把自己手里的饼干分一半给小伙伴以安慰对方，他可不会同意。

（4）2岁半到3岁半的孩子还会通过假装游戏来表演对他人的友善行为。

（5）4~6岁的孩子会表现出真实的助人行为，开始愿意和别人分享。

（6）之后，"慷慨"和"公平分享"会逐步占据上风。

看来，分享行为是有一定规律的，随着年龄的增长而慢慢增多，淡定些，不要着急。

不过，父母还是可以做出引导的。毕竟，分享行为很重要，是一个人社会化的重要组成部分，在不同的文化中，都被赋予很高的道德价值。

如何引导孩子的分享行为？

1. 角色扮演游戏

父母或哥哥姐姐作为分享者与孩子分享，再让孩子扮演分享者的角色与别人分享，让他分别尝试扮演助人者和被助者的角色，这可以增强孩子的亲社会行为。

2. 学习社会规范

具有良好亲社会行为的孩子一般也具有良好的亲社会观念。如孩子的主动分享行为，都是在"小朋友要互相谦让""小朋友要互相帮助""不给小朋友吃东西是小气的孩子"等观念下进行的。

根据研究者的观察，幼儿园里那些不主动分享食物的孩子，往往以"你问问阿姨行不行？""我怕阿姨说我"等来解释其行为。也不知道他们是真的这样想，还是找借口。毕竟，小朋友的内心世界对我们来说常常是个难以解开的谜。

如果父母经常引导孩子想想别人的需要，孩子就更可能有分享和其他友善的行为。

3. 对自我的认知

对于小学阶段的孩子来说，他们对自我的认知会显著影响其分享行为。如果他们认为自己是慷慨大方、乐于助人的，就会更倾向于分享。显而易见，这样的孩子往往人缘更好。

最后，用一句话进行总结：类似于孩子的其他行为，"分享"有其自身的发展规律，我们可以依据这些规律进行适当的引导，一味地要求孩子做出分享行为，或对其"抠门"的行为不管不顾，都是不对的。

朋友与友谊，是时候与孩子聊聊了！

社交是人的基本需求，孩子同样如此。在本书第 5 章中，我已经讲过了如何帮助孩子早期开展社交活动，不知道大家有没有照着做。如果没有，现在开始补课或许还不晚。

孩子学习交往有个顺序，先是自己家、自己的周围，再是外面。用美国儿科学会的话来说，这叫作"孩子从家庭内部的关系中学会如何与家庭以外的人交往"。用我们的话来说，这叫"言传身教"。所以，你的家庭关系是怎样的？是否和谐？你与配偶如何相处？孩子不傻，他会有样学样。

如何引导孩子去交一个好朋友是非常重要的问题，但是，该如何引导呢？

最重要的一点：榜样。请一定记住，你就是孩子的榜样。

另外，你也可以与孩子聊一聊，聊聊他的幼儿园生活，聊聊他的朋友。例如，问问他"谁是你最好的朋友？""你为什么喜欢和他一起玩？"……

然后，可以让你们的聊天更深入一些，如"朋友的哪些行为你不喜欢？""如果你的朋友做了你不喜欢的事，你该怎么办？""你认为什么样的朋友才是好朋友呢？"……

通过与孩子聊天，你可以用自己的价值观来影响孩子，将你认为良好的价值观灌输给他。是的，就是这个词：灌输！作为父母，你当然能够如此。但是，你的价值观是否真的良好，请先自我反思。

另外，请注意，如果孩子主动与你聊到关于朋友的问题，例如，当孩子说："我没有朋友，没人喜欢我。"你应该对此保持警惕，你必须足够细心和敏感，因为这些话很可能是孩子向你求助的信号：他需要你的帮助。不过，不要着急，可以通过老师了解孩子在幼儿园的情况，好好与老师沟通，帮助孩子，而不是指责他。

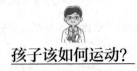

孩子该如何运动？

让孩子多运动很重要，本书前面的章中我已经数次提到过了。今天重点聊聊 3 ~ 6 岁儿童的运动。对于此年龄段儿童该如何运动这一问题，有一份"标准答案"，那就是 2020 年 6 月，由首都儿科研究所、北京体育大学等多单位学者合作的《学龄前儿童（3 ~ 6 岁）运动指南》（简称《指南》），发布于预防医学学术期刊《中国儿童保健杂志》。

众所周知，现在的孩子，体育活动是严重不足的。《指南》中明确指出，全球只有三分之一的儿童身体活动量达到世界卫生组织的推荐水平。我国的情况同样很不乐观，有研究者对北京、上海等地的学龄前儿童身体活动情况进行调查后发现，多数儿童均未能达到世界卫生组织的推荐水平。而且，我国成年居民的身体活动水平在过去 18 年间急剧减少了 45 %，而成人不良的生活方式源于儿童期习惯的培养。所以，运动习惯要从娃娃抓起。

孩子应该怎么运动？运动多久？下面，我们依据《指南》，做出详细说明。

指导原则

1. 学龄前儿童的运动应以发展基本动作技能为核心目标

包括行走、跑步、跳跃、投掷和踢等基本动作。3 ~ 6 岁学龄前期儿童正处于基本动作技能发展的关键时期，应通过尽可能丰富多样的运动体验来全面发展其基本动作技能。可发掘儿童的运动能力特点，并加以引导。但并非以培养单一运动特长为目的，而是通过良好的动作技能使儿童从运动中体验到自身能力，增强其参与的信心与兴趣。良好的基本动作技能可为其将来运动技能的发展提供更大潜能，并有助于其身体活动水平的提高和长期运动习惯的形成。

2. 运动的选择应多样

即多种目标、多种环境、多种形式、多种强度。

多种目标是指学龄前儿童运动的首要目标在于发展基本动作技能，但与此同时，还应通过中等及以上强度的运动锻炼心肺功能，通过抗阻运动强化全身各部位的骨骼肌肉；还要锻炼儿童灵敏、协调和平衡能力的发展。

多种环境是指应该尽量为学龄前儿童提供丰富多样的运动环境，让其充分体验室内、户外活动环境的变化，以及地面、水中、冰雪等不同运动界面的差异。

多种形式是指学龄前儿童的运动应兼具独自游戏、亲子游戏和同伴游戏。学龄前儿童的运动以游戏为基本形式。

多种强度是指运动中不仅要有低强度的活动，还要保证有中等及以上强度活动，且须循序渐进。

常见的日常活动中，玩玩具多为低强度活动，快走、慢跑属于中等强度活动，快跑属于高强度活动。

3. 运动应目标合理、循序渐进

不要急功近利，避免过早要求学龄前儿童完成超出其能力的运动。否则，儿童的基本动作技能不仅不会发展得更快，反而可能引起挫折感。

应避免在学龄前阶段过早进行专项化训练，这种早期训练可能对成长中的儿童造成身心和社会压力，使他们过早"精疲力竭"，并且增加运动损伤的风险。

4. 运动时需要成人看护，以避免意外伤害

例如玩水时，即使水很浅，也不能让孩子脱离你的视线。

运动时长

（1）学龄前儿童每天的累计运动时间应至少达到 180 分钟。其中中等及以上强度的运动应累计不少于 60 分钟。

请注意，"180 分钟""60 分钟"都是全天的累计量，并不要求一次性完成。

（2）其中，每天应进行至少 120 分钟的户外活动。若遇雾霾、高温、高寒等天气，可酌情减少，但不应减少每日运动总量。

每日 120 分钟户外活动是预防儿童近视最简单、最有效的方式。

（3）应尽量减少久坐行为。

久坐行为是指一系列以坐姿或卧姿为主要动作形式、能量消耗较低的个体行为（睡眠除外）。

目前的研究证据充分显示：久坐行为是独立于身体活动量的一项高危因素，也就是说，即使身体活动量达到各项推荐量，但一旦每天有较长时间的久坐行为，就会对健康产生不利影响。

运动类型

学龄前儿童的运动类型主要包括日常活动、玩耍游戏，以及体育运动，应鼓励儿童积极玩游戏，全天处于活跃状态，以促进其生长发育。

总之，儿童的运动、营养和睡眠是家庭中落实儿童养育任务的 3 个重要元素，缺一不可。但是，运动可能是我们最容易忽略，相对最不重视的。不过，现在开始，还不晚！

孩子关于死亡的提问，该如何回答？

小熊从幼儿园回家的路上要经过一家医院。

他问妈妈："这是什么地方？"

妈妈说："医院，人生病了就进去治疗。"

小熊问："那死了呢？"

妈妈被难住了："人死了就没有了……"

小熊若有所思："那小汽车死了呢？"

妈妈："小汽车死了，就不能跑了。"

小熊："火车呢，是不是也不能跑了？那房子呢，会不会死？"

妈妈：……

在我们的文化中，死亡，是个讳莫如深的话题，大家都不愿意提及。回忆起自己小时候，如果问到这个问题，往往会被父母打断："小孩子别乱说话！"但是，不说，我们也会想，回避并不能解决问题。

想要回答孩子关于死亡的提问，我们需要先知道以下几点。

儿童的死亡观

儿童对于"死亡"，到底有什么样的认知呢？有两种常见的模式对此进行了解释。

1. 第一种模式

1948 年，由纳吉（Nagy）提出的模式，这也是大家所公认的模式。该模式将儿童的死亡认知分为三个阶段。

（1）无所谓死亡（3～5岁）：这个阶段的儿童认为死亡是可逆的过程和暂时的状况。

（2）死亡是一个人（6～9岁）：此阶段儿童处于拟人化时期，还没有形成对死亡的真正理解。此年龄段的儿童已能具体思考，但仍无法达到抽象的层次，他们虽然知道死亡是生命的终止，但仍不能明白这是普遍的生理现象。

（3）肉体生命的停止（9岁以上）：处于这个阶段的儿童对死亡有了成熟的理解，知道死亡是不可逆的，也不以人的意志为转移。

2. 第二种模式

1964 年由萨菲尔（Safier）提出的儿童死亡概念发展的特征模式。

（1）不定性的想法（4～5岁）：认为生与死都是暂时的，可无数次来去反复。

（2）形式主义（7～8岁）：知道死亡是不可逆的，但认为是可避免的，对死亡有拟人化的理解。

（3）内在性的想法（10～11岁）：想法近似成人，知道死亡是永久的、不可避免的。

以上两种儿童死亡认知的模式其实很相似，其共同点是：①5岁以内的孩子，并不真正理解死亡，认为这是可逆的。②5～9岁的孩子，能认识到死亡不可逆，但还不能认识到人人都会死。③9岁以上的孩子，才会知道死亡是不可逆的、永久的、不可避免的。

所以，与孩子谈论"死亡"这个话题时，一定要根据不同年龄段的认知特点来。

如何与孩子谈论"死亡"？

以下几个问题是比较常见的。

1. 什么是"死"？

5岁以内的孩子，还不能明白"死"的含义，但对此又有着好奇心。就像小熊，还会问到汽车、火车、房子会不会死。家长或许可以这样解释：一个人死了，就是永远离开，我们再也看不到他了，但你仍然可以想念他。

2. 爸爸妈妈会死吗？

回答了什么是"死"的问题后，孩子或许会有这样的担心。可以告诉他：每个人都会死，爸爸妈妈也会，但那是很久很久以后的事，爸爸妈妈会陪着你很长很长的时间，直到你长大。

3. 人死了后，有灵魂吗？会去哪里呢？

稍大的孩子，或许会问这个问题。对此问题的解释涉及文化因素，并没有标准答案。在我们的文化传统中，我认为可以直接说明：爸爸妈妈也不知道，只有真正死去的人才会知道。我们只能珍惜现在的生活，怀念死去的人。

幼儿园，到底该学些啥？

不知大家有没有参加过幼儿园的家长会。通常来说，老师会介绍本学期的教学目标、孩子的情况，而几乎每次都会有几名家长提出质疑："你们在小班、中班时让孩子玩也就算了，现在都上大班了，怎么还在疯玩？为什么还不教语文、数学？""孩子上小学后跟不上，你们负责吗？""看看旁边那所幼儿园，人家学费贵确实是有道理的，那里的孩子都会背《三字经》了，而且每天回家都要写作业！"……

幼儿园到底该学些什么？如果不提前学习小学的课程，以后能跟上吗？会不会输在起跑线上？先推荐一本书，或者说，一个小册子，大家可以读一读——《3～6岁儿童学习与发展指南》，这是我国教育部制定颁发的，是全国幼儿园教学工作的指导性文件。大致来说，是从健康、语言、社会、科学、艺术等方面入手来设计课程，进行教学。儿童在不同年龄阶段时具有不同的发育特点，拔苗助长或许会在短期内看到效果，但人生的道路还很长，在马拉松的第一阶段就用尽全力往前冲刺，这可不一定是个好策略。

联合国儿童基金会有一份宣传册，叫作 *Learning through play*，直译过来就是"通过玩耍来学习"。对于儿童来说，玩耍和学习，是不矛盾的。联合国儿童基金会首先提出了目标：确保在 2030 年，所有孩子都能获得优质的幼儿教育和照顾，并使他们能够接受初级教育。但是，他们也同时指出了自己的担忧：如果教育方法不适合儿童，其结果只会南辕北辙。特别是，将小学教育思想和教学方法延伸到学前教育阶段。

那么，什么才是正确的教育方法呢？全球的教育工作者都在思考：如何教育幼儿，才能挖掘他们最大的学习潜力？

答案是"玩耍"。

玩耍是幼儿获得基本知识和技能的重要途径，因此，它应是学前课程的核心。

孩子玩耍时并没有在想："我要从中学到一些东西。"然而，他们所有发展领域的技能都可以通过玩耍来学习与发展，包括运动、认知、社交和情感技能。事实上，玩耍在促进儿童发展、提高儿童学习能力方面比任何其他学前教育活动都更为有效。

举几个例子，大家看一看，孩子在玩耍中学习了什么、怎么学。

（1）制订计划，贯彻执行。如在乱涂乱画中，孩子会考虑："我想画我的朋友们，我应该把谁画进去？怎么画？"

（2）试错，解决问题的技巧。如"我的积木城堡倒下了！我想重新建立它，怎么办？"

（3）把数量、运动等概念应用到现实生活中去。如"有几只小狗在草坪上玩？"

（4）逻辑与分析。如玩拼图、棋类。

（5）沟通与协商。如孩子们爱玩的"过家家""打仗"游戏。

（6）探索、美学和艺术。涂鸦，混合各种颜料，这都是孩子们常干的事。

不少家长认为，玩耍是浪费时间，应该让孩子把时间花在有意义的事情上，这样才不会输在起跑线上。但是，学习不是短期的事儿，如果孩子的各种能力得不到充分发展，就算比别人的起跑线提前了些，也不一定能在人生的长跑中始终保持领先。

不过，还有一个重要的问题：怎么玩，才好玩？

我们都知道，"玩"的形式很多，所以，"什么游戏好玩？"这一问题很难有确定的答案。但科学家们已经就那些好玩的体验的关键特性达成了共识：儿童在游戏中的主动、决策和自我选择。

请大家一定要注意的是，在本书上一章关于玩具的选择中，我已经提到过了，有些玩法是不合适的，例如，丢给孩子一个手机或平板电脑让他自己玩。

最后，我还必须告诉大家，关注与研究儿童玩耍问题的学者及机构可不少，例如，美国儿科学会也曾指出：玩耍可以提高儿童的计划、组织能力，有助于提高儿童的语言、数学和社交技能，甚至可以帮助孩子应对压力。

所以，当你家孩子从幼儿园放学后，你是陪他玩球、骑自行车、搭积木、读绘本，还是让他背诵《三字经》、练习计算题？究竟应该怎么做？

参考文献

[1] 朱惠杰，刘兴楼，邹标，等. 中国大陆首例儿童代理性孟乔森综合征 [J]. 中华实用儿科临床杂志，2022，37（3）: 222-224.

[2] 江帆. 从生存到发展: 推动儿童早期发展在中国妇幼健康领域的实践 [J]. 中华儿科杂志，2021，59（3）: 161-164.

[3]MACIOSEK M V, LAFRANCE A B, DEHMER S P, et al. Updated priorities among effective clinical preventive services[J]. Ann Fam Med, 2017, 15（1）: 14-22.

[4] 邵洁，童梅玲，张悦，等. 婴幼儿养育照护专家共识 [J]. 中国儿童保健杂志，2020，28（9）: 1063-1068.

[5] 江载芳，申昆玲，沈颖. 褚福堂实用儿科学 [M]. 8 版. 北京: 人民卫生出版社，2015.

[6] 王卫平，孙锟，常立文，等. 儿科学 [M]. 9 版. 北京: 人民卫生出版社，2018.

[7] 中华预防医学会儿童保健分会. 中国儿童维生素 A、维生素 D 临床应用专家共识 [J]. 中国儿童保健杂志，2021，29（1）: 110-116.

[8] 杨月欣，王光亚，潘兴昌. 中国食物成分表 [M]. 2 版. 北京: 北京大学医学出版社，2009.

[9] 中国营养学会膳食指南修订专家委员会妇幼人群指南修订专家工作组 . 7 ~ 24 月龄婴幼儿喂养指南 [J]. 临床儿科杂志，2016，34（5）：381-387.

[10] 韩彤妍，童笑梅，朴梅花 . 婴儿主导换乳的辅食添加方法学进展 [J]. 中国儿童保健杂志，2015，23（9）: 953-955.

[11] 申昆玲，林丽开，冯佳佳，等 . 儿童锌缺乏症临床防治专家共识 [J]. 儿科药学杂志，2020，26（3）: 46-50.

[12] 李海蓉，杨林生，谭见安，等 . 我国地理环境硒缺乏与健康研究进展 [J]. 生物技术进展，2017，7（5）: 381-386.

[13] 林其羿，吴灵欣，程利国 . 假想伙伴对 5 ~ 6 岁儿童想象和现实区分能力的影响 [J]. 中国儿童保健杂志，2013，6（21）: 607-609.

[14]HEALEY A, MENDELSOHN A, Council On Early Childhood. Selecting appropriate toys for young children in the digital era[J]. Pediatrics, 2019, 143（1）: e20183348.

[15] 关宏岩，赵星，屈莎，等 . 学龄前儿童（3 ~ 6 岁）运动指南 [J]. 中国儿童保健杂志，2020，26（6）: 714-720.

[16] 李小兵，叶全富，贺红，等 . 中国儿童错𬌗畸形早期矫治专家共识 [J]. 华西口腔医学杂志，2021，39（4）: 369-376.

[17]RICHMOND E, ROGOL A D. Treatment of growth hormone deficiency in children, adolescents and at the transitional age[J]. Best Pract Res Clin Endocrinol Metab, 2016, 30（6）: 749-755.